JN021290

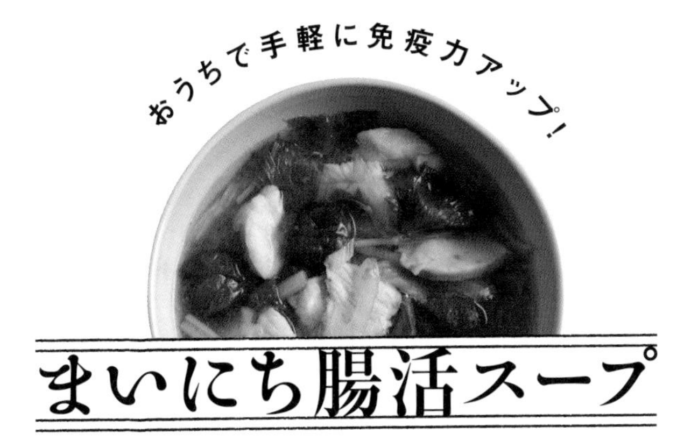

おうちで手軽に免疫力アップ!

まいにち腸活スープ

奥薗壽子

小林メディカルクリニック東京院長
小林暁子 監修

PHP研究所

まいにち作りたくなる
おなか想いのスープです

“腸活”がブームになっています。

腸内環境をよくすることが健康で幸せに暮らすカギになることが、広く知られるようになり、猫も杓子も腸活、腸活。

“腸活”といえば、腸に良いものを食べることだと考えがちですが、実は、食べ続けることも同じくらい大事です。腸内環境は日々変化しているので、腸に良いものを一時的にたくさん食べたからといって、もう当分食べなくてもいいや、ということにはならないのです。

そこでおすすめしたいのが、腸が喜ぶ食材をたっぷり使った「腸活スープ」です。

スープなら、調理が簡単だし、気軽に食べられるので、繰り返し作って食べるにはぴったり。しかも野菜が手軽にたっぷり食べられるうえ、汁に溶けだした栄養も無駄なく摂れて、消化吸収もいい。温かいスープはおなかにも心にも優しく、体を温めることで免疫力を上げる効果も期待できます。

ただ、いくら簡単とはいえ、無理なく続けるためには、さらにもう少し工夫が必要です。

面倒なだし取りはないほうがいいし、冷蔵庫に残っている食材を上手に使えたほうがいい。材料の種類が多くなく、切ったり皮をむいたり、こまごました作業もなるべく少ないほうがいい。

そんなわがままなリクエストに応えたのが、この本です。無理なく作り続けられて、飽きずに食べ続けられ、腸が元気になるスープのレシピを紹介しました。

1つ作れば、きっと違うスープも作りたくなること間違いなし。そうして、どんどん作って食べているうちに、おなかも心も、いつの間にか元気になっている。それがこの本の腸活スープマジックです。

まずは、気になるスープを作ってみてください。きっと、ニコニコ笑顔の“腸活スープ”生活が始まります。

奥薗壽子

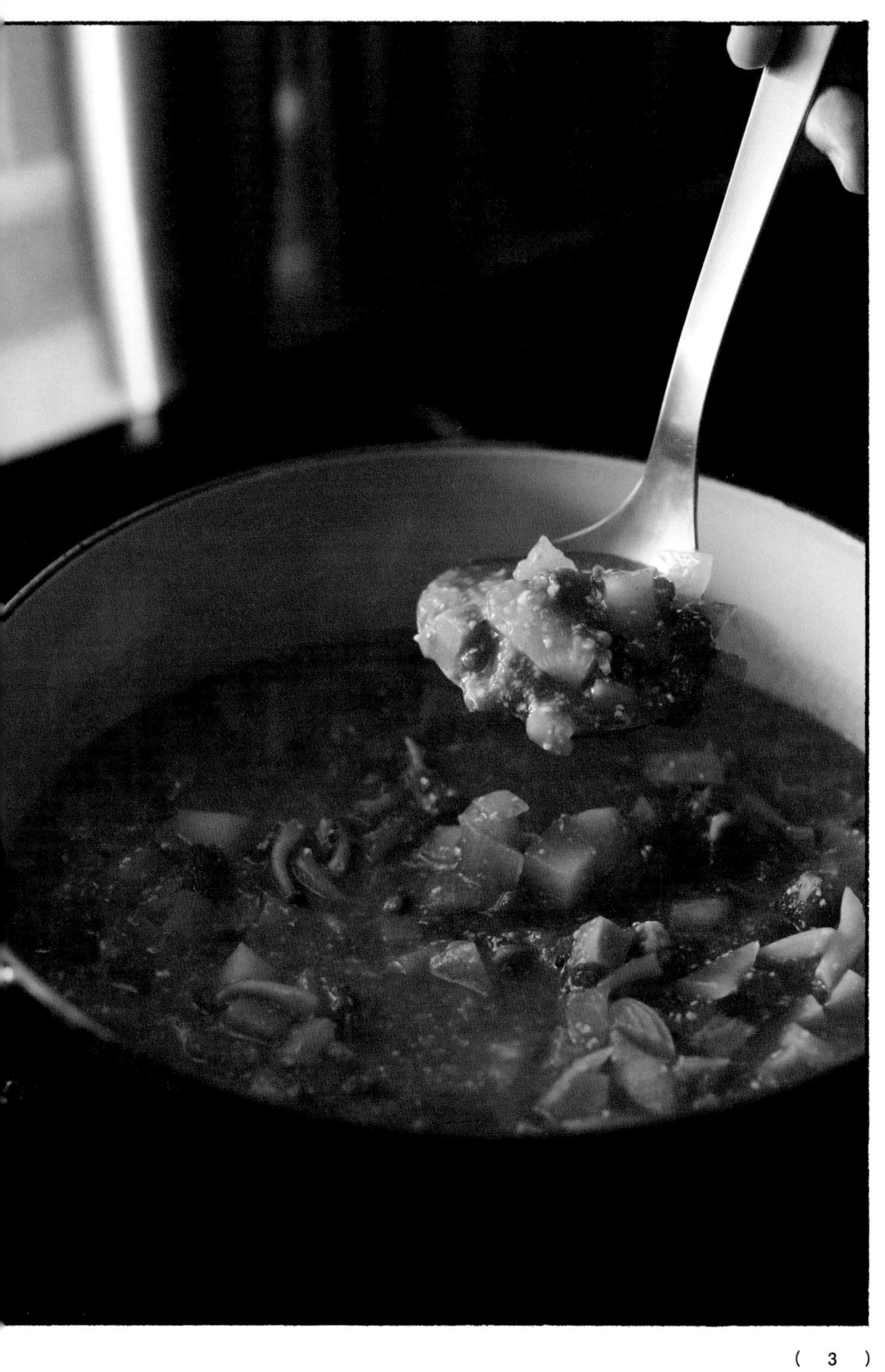

繰り返し作りたくなる

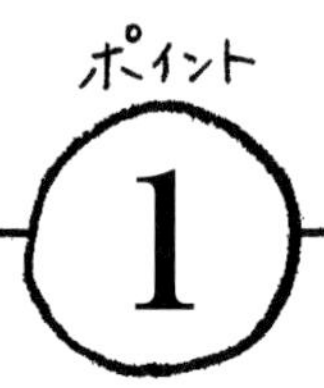

だし取りなしで、本格的なうま味

かつお節、昆布、煮干しを使った本格的なうま味のスープです。けれど、面倒なことは一切なく、あらかじめ浸けておく手間なし、バサッと入れるだけです。すべて具として食べてしまうので、こしたり引き上げたりする必要もなく、ゴミも出ません。それでおいしくできるのかと思うでしょ？ それができるんです。昆布もかつお節も口に残ることなく、すべておいしく食べられます。自然なだしのうま味は、口にも腸にも心にも優しいのです。

ポイント 2

食物繊維・発酵食品・オリゴ糖の腸活パワー

食物繊維、発酵食品、オリゴ糖を含む食材は、腸内細菌を活性化させてくれる救世主。単独で食べても十分効果はありますが、組み合わせて食べることで、さらに効果が増すと言われています。この本で紹介しているスープは、いろいろな組み合わせで腸活パワー食材が入っているので、ササッと作っても、きちんと腸活できてしまうスープになっています。

4つの理由

ポイント

3

具材をシンプルにすることで調理の手間と時間をカット

スープというと、あれこれいろいろな具材を入れるイメージがありますが、そうすると、調理の手間もかかるし、中途半端に野菜を余らせたりしがち。そこで、この本では1つのスープに入れる野菜の種類を少なくし、逆に量をたくさん食べられるようにしました。準備の手間を減らすことで、ほとんどのスープが10分以内に完成します。

ポイント

4

しょうが・香辛料・たんぱく質で体がポカポカ温まる

体を内側から温めてくれるスープは、免疫力をアップさせたり、気持ちをリラックスさせる効果が期待できます。この本では、しょうがや香辛料、辛味などをとり入れることで、さらに体を温める効果をアップさせました。また、熱を生み出す作用のあるたんぱく質をしっかり食べられるスープもたくさん紹介しましたので、体温をキープする効果も期待できます。

まいにち腸活スープ

まいにち作りたくなる　おなか想いのスープです……2
繰り返し作りたくなる４つの理由 ……4
「まいにち腸活スープ」ルールと注意事項 ……10

Part1　野菜不足を感じたら……

たっぷり野菜の腸活スープ

• アボカドのカレー味噌汁 ……12
• 豆苗とちくわの味噌汁 ……14
• ニラと卵の味噌汁 ……16
• レタスとコーンのスープ ……18
• 小松菜のミルクスープ ……20
• キャベツとハムのコールスロースープ ……22
• レンジ蒸しなすのごま味噌汁 ……24
• 水菜のポン酢スープ ……25
• 乾物汁 ……26
• もやしチーズスープ ……27

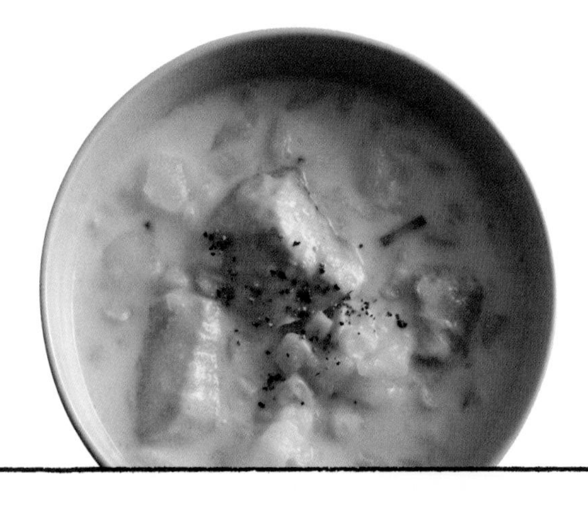

Part2 これ1つで大満足！

おかず腸活スープ

- ミートボールのトマトシチュー ……30
- 鶏とさつまいものごま汁 ……32
- 鮭とじゃがいもとコーンのミルクスープ ……34
- トマト酒かす汁 ……36
- 切り干し大根の豚汁 ……38
- 鶏といんげんのカレースープ ……39
- ごぼうと豚肉のきんぴらスープ ……40
- サバ缶わかめスープ ……41
- もやし坦々スープ ……42
- 小松菜のガーリックスープ ……43

Part3 野菜もたんぱく質もバランスよく！

ダイエット腸活スープ

- 鮭とたっぷりねぎのしょうがスープ ……46
- えのき団子とねぎのスープ ……48
- ささみとわかめの中華スープ ……50
- 鶏むね肉とオクラのこしょうスープ ……52
- トマト納豆チゲ ……54
- サバ缶とニラのピリ辛スープ ……55
- こんにゃくヌードルスープ ……56
- ほろほろブロッコリーのスープ ……57
- くずし豆腐とオクラの味噌汁 ……58
- 鶏むね肉とセロリのエスニックスープ……59

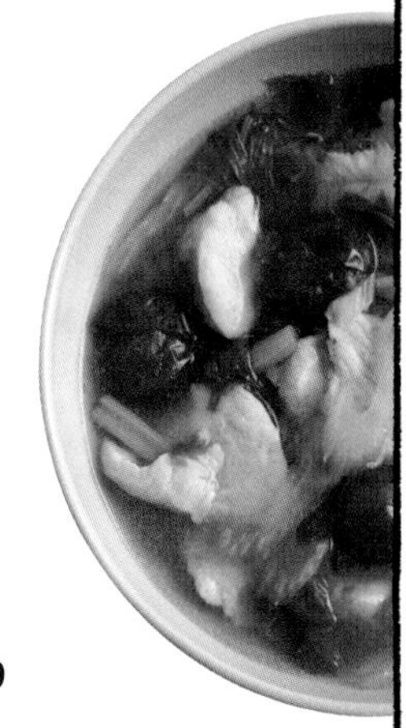

Part4 お疲れモードの心と体に……

癒やしの腸活スープ

- きのこ梅とろろ汁 ……62
- にんじんのせん切りスープ ……64
- かぼちゃとトマトのポタージュ ……66
- さつまいも酒かすポタージュ ……68
- たっぷりねぎのチーズスープ ……70
- ブロッコリーとハムのチャウダー ……72
- 豆腐ときのこのみぞれ汁 ……73
- オクラのかきたま汁 ……74
- たっぷりごまのしょうが豆乳スープ ……75

Part5 アレンジも楽しめる

作りおきOKの腸活スープ

- 酒かすミネストローネ ……78
- 手羽元のサワーポトフ ……80
- キャベツとじゃがいものとろとろスープ ……82
- 鶏と玉ねぎの梅スープ ……84
- 具だくさん豚汁 ……86
- 手羽先とねぎとしょうがのスープ ……88
- 白菜と肉団子のスープ ……90
- 鶏肉と大根の押し麦スープ ……92

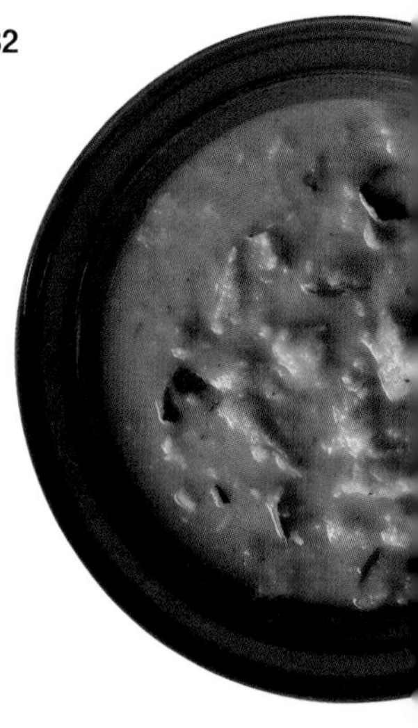

Part6 ワンカップで簡単！

レンジ腸活スープ

- トマトとコーンの洋風味噌汁 ……96
- もずく酢サンラータン ……97
- なめこ汁 ……98
- 海苔チーズ味噌汁 ……99
- えのきトマトスープ ……100
- 納豆汁 ……101
- わかめキムチスープ ……102
- カイワレとろろ味噌汁 ……103

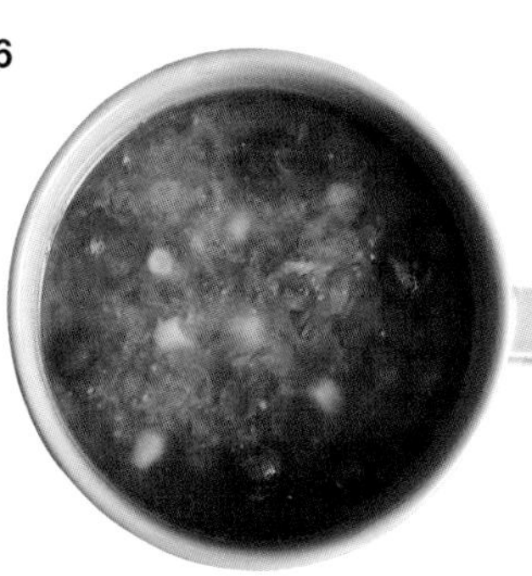

もっと知りたい腸活の話

「腸活スープ」が免疫力を高める

なぜ腸活をすると免疫力が高まるの？……106

体を温めるスープは“腸活”にぴったり！……107

「腸活スープ」におすすめの食材 ……108

Column1
だしとり不要でおいしいスープが作れる理由 ……28

Column2
スープ作りを助けてくれる道具の話 ……44

Column3
おいしく決まる！味付けのコツ ……60

Column4
水分と塩分の切ない関係の話 ……76

Column5
お助け食材と食材のストックの話 ……94

Column6
ちょい足し腸活のすすめ ……104

食材別さくいん ……110

「まいにち腸活スープ」ルールと注意事項

・小さじ1は5cc、大さじ1は15cc、1カップは200cc、1ccは1mlです。

・電子レンジの加熱時間は600Wのものを基準にしています。
500Wの場合は加熱時間を約1.2倍に、700Wの場合は約0.8倍に、
1000Wの場合は約0.6倍にしてください。
機種によって差が出ることがありますので、様子を見ながら加熱してください。

・やけどに注意して調理してください。

・野菜の「洗う」「皮をむく」などは基本的に省略してあります。

～腸活食材について～

・この本のレシピでは、腸内環境を整える「食物繊維」「発酵食品」「オリゴ糖」を
含む食材を積極的に使用しています。

・レシピの材料では、「食物繊維」を含む食材は赤文字、「発酵食品」は緑の文字、
「オリゴ糖」を含む食材は青文字と、色を分けて記しています。
また、各レシピに腸活食材が一目でわかる下記のような一覧表を記しているので、
参考にしてみてください。

・ごぼうのように、「食物繊維」「発酵食品」「オリゴ糖」のうち
2つ以上を含む場合は＊をつけています。

（例）

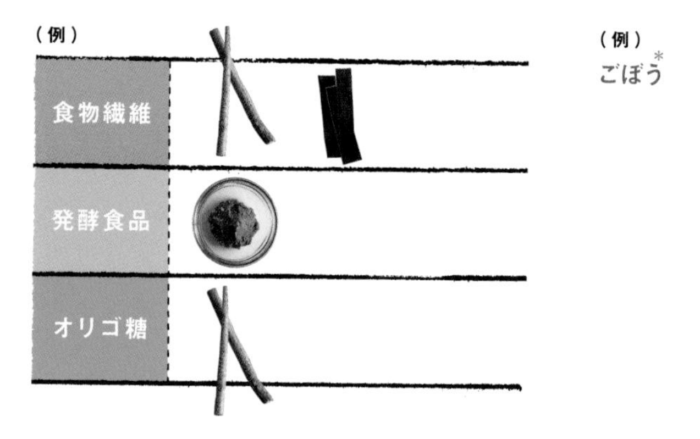

（例）
ごぼう＊

Part 1

野菜不足を感じたら……
たっぷり野菜の腸活スープ

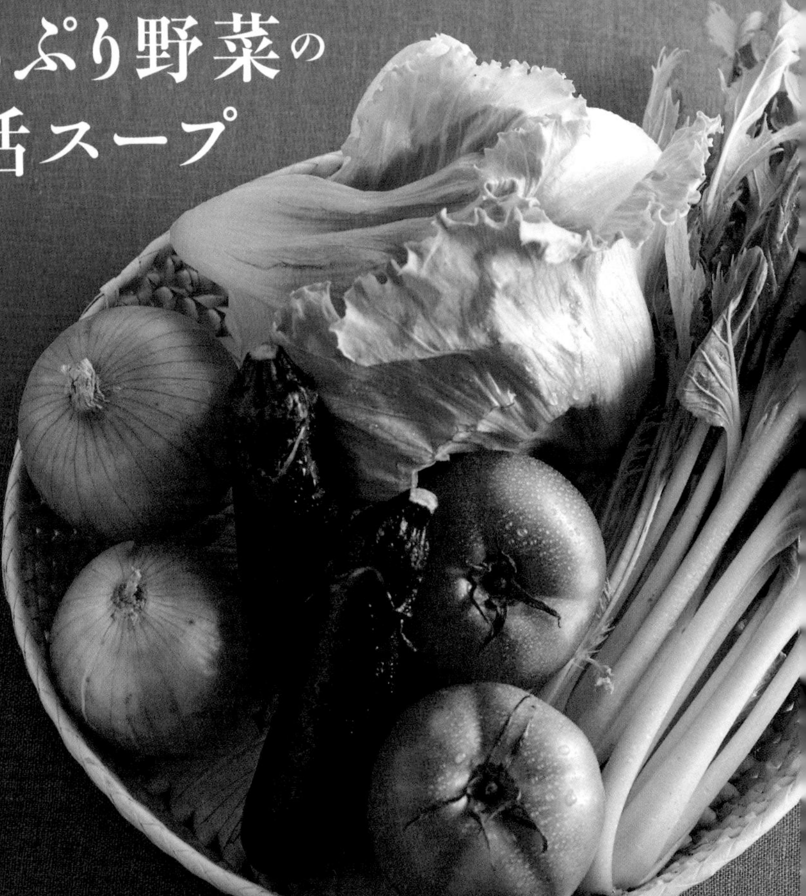

外食つづきで野菜が不足。
野菜が食べたいけれど料理はめんどくさい。
冷蔵庫にある野菜を、なんとかしなくっちゃ……。
というときは、たっぷり野菜の腸活スープの出番です。
炒めものよりヘルシーで、お浸しよりも簡単で、サラダよりもたっぷり食べられる!
あれこれ欲張らず、1つの野菜をたっぷり入れて、
そのおいしさを味わってみてください。
「あぁ、野菜をしっかり食べたなぁ」って思えたら、それだけで元気になれますよ。

アボカドのカレー味噌汁

アボカドは水溶性と不溶性の食物繊維を
どちらもたっぷり含んだ優秀食材。
スープに入れるとトロッとして、
生とは違うおいしさに。
かつおのうま味とカレー風味がベストマッチ。

材料（2人分）

A
- 水……300cc
- 昆布（あれば）1×5センチのもの……1枚
- アボカド（一口大）……1個
- トマト（ザク切り）……1個
- しょうが（すりおろし）……1かけ

味噌……大さじ1
ケチャップ……小さじ1
カレー粉……小さじ1
かつお節……1パック（4g）

作り方

① Aを鍋に入れ、ふたをして火にかける（昆布はキッチンばさみで細く切る）。
② 沸騰したら火を弱め1〜2分煮る。
③ 火を止めて味噌とケチャップを溶き入れ、カレー粉とかつお節を混ぜる。

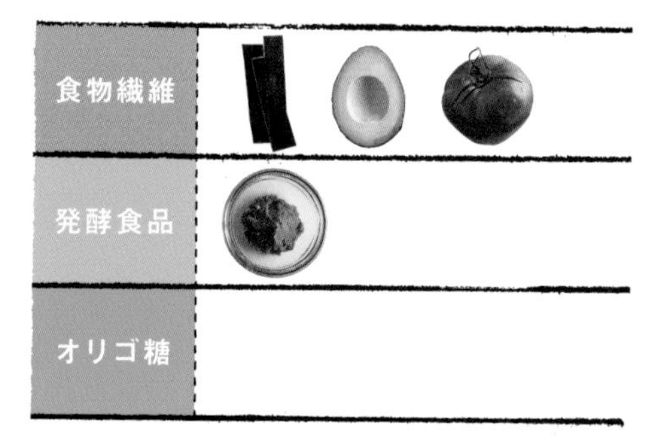

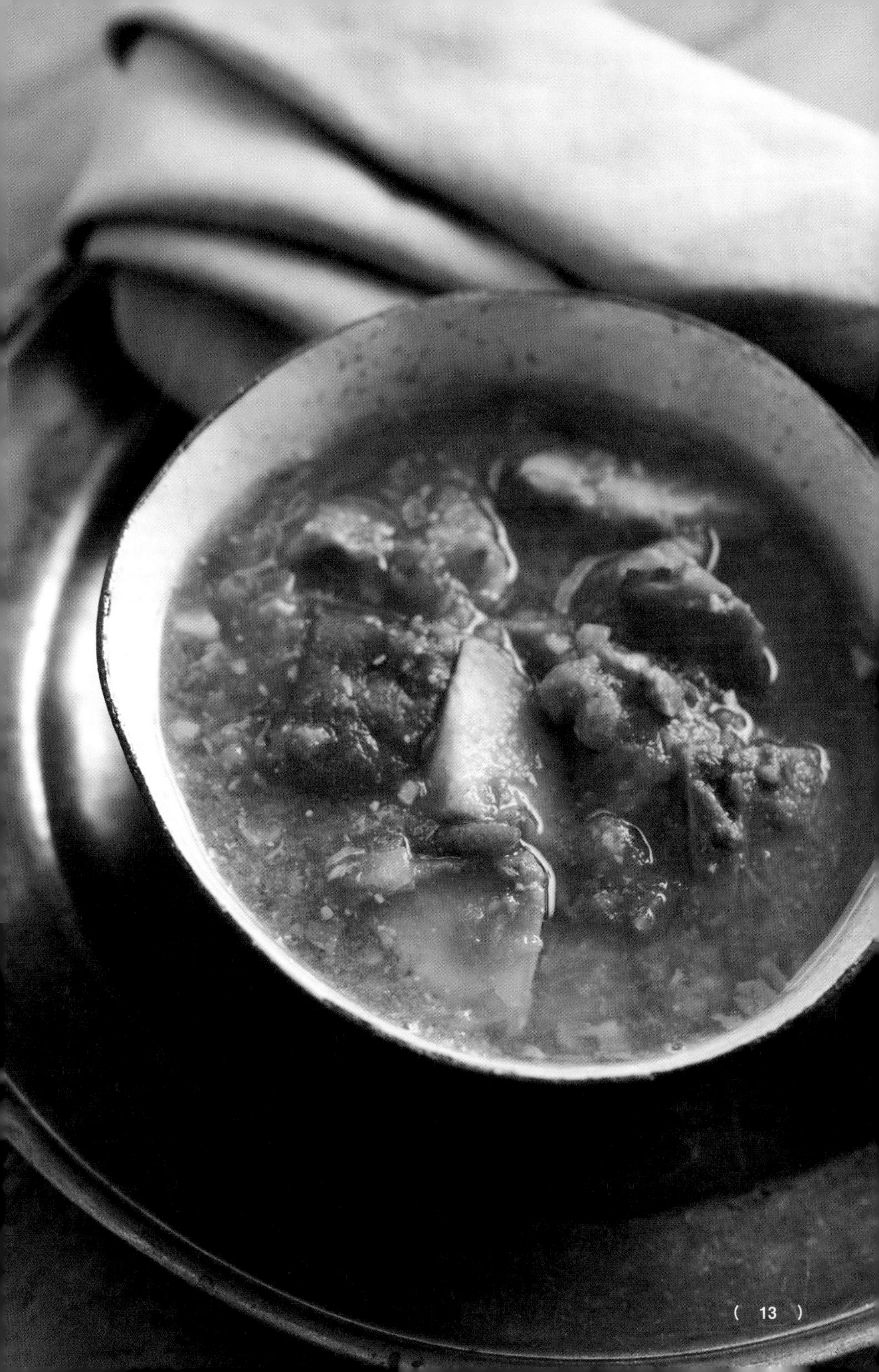

豆苗とちくわの味噌汁

豆苗1パックは多いように思いますが、加熱するとかさが減るので大丈夫です。
この1杯で食物繊維もビタミンCもβカロテンもばっちり摂れます。
ちくわから出るうま味がだし代わり。ごまの風味が食欲をそそります。

材料（2人分）

A
- 水……300cc
- 昆布（あれば）1×5センチのもの……1枚
- ちくわ（小口切り）……2本
- 豆苗（ザク切り）……1パック

味噌……大さじ1
すりごま……適量
ごま油……適量

作り方

① Aを鍋に入れ、ふたをして火にかける。（昆布はキッチンばさみで細く切る）
② 豆苗がしんなりしたら火を止め、味噌を溶き入れ、
すりごまとごま油を入れる。

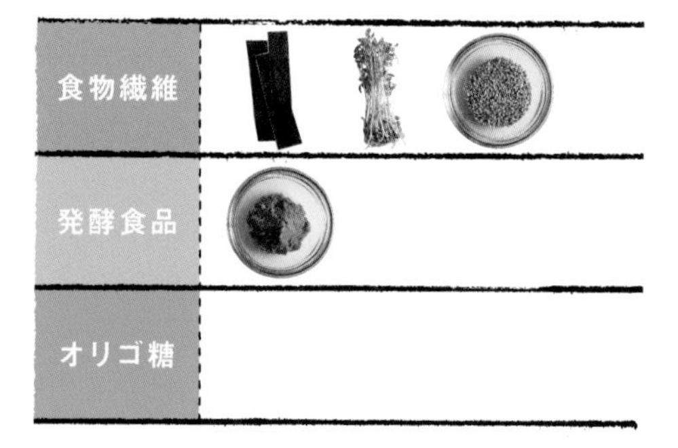

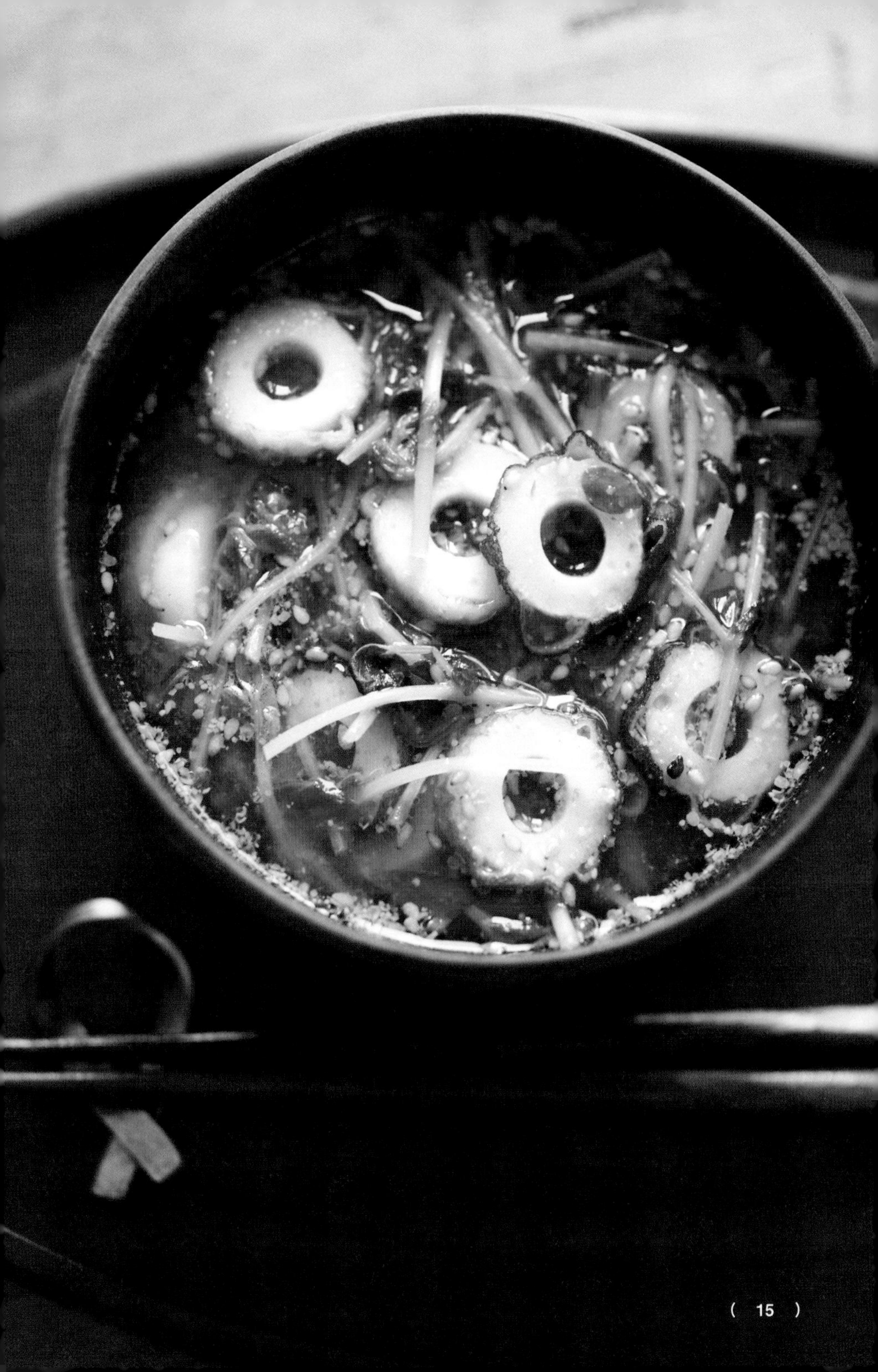

ニラと卵の味噌汁

ザクザク切って入れるだけ。ニラ玉より簡単です。
最後に入れるかつお節で、本格的なかつおだしになります。
ニラの根元は栄養価が高いので、
切り落とさず全部使って下さいね。

材料（2人分）

A
- 卵……2個
- 塩……少々

B
- 水……300cc
- しょうが（すりおろし）……1かけ

ニラ（ザク切り）……1束
味噌……大さじ1
かつお節……1パック（4g）
ごま油……適量

作り方

① Aの卵に塩を入れて溶く。鍋を熱してごま油を入れ、卵を流し入れて大きく混ぜる。

② 半熟状になったらBを入れる。

③ 沸騰したらニラを入れ、クタッとなったら火を止めて味噌を溶き入れ、かつお節を混ぜる。

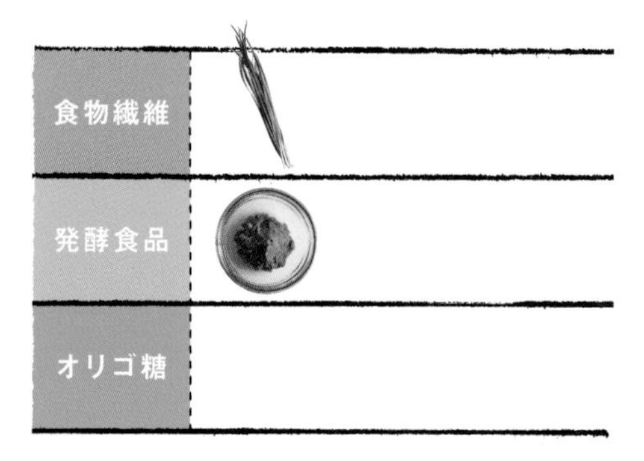

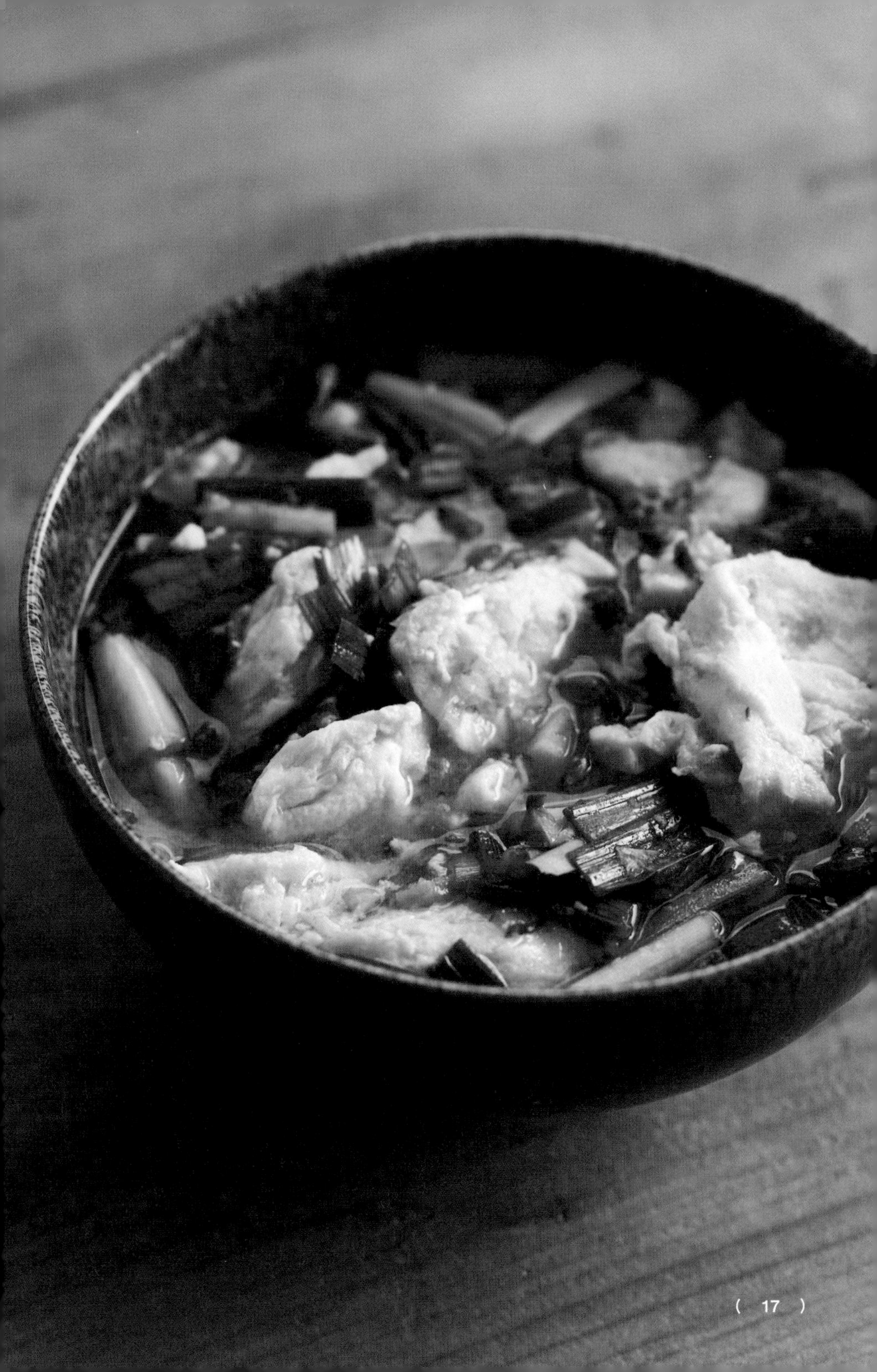

レタスとコーンのスープ

レタスがたっぷり入った温サラダみたいなスープです。
使い残してしなっとなったレタスや、
外側のちょっと固そうな葉も、スープにすれば
全部おいしく食べられます。粗びきこしょうがアクセント。

材料（2人分）

ベーコン（短冊切り）……50g
A｜水……300cc
｜昆布（あれば）1×5センチのもの……1枚
｜塩……小さじ1/4
｜醤油……小さじ1
レタス（手でちぎる）……1/4個
冷凍コーン*……大さじ4
粉チーズ……適量
粗びきこしょう……適量
オリーブオイル……適量

作り方

① 鍋にオリーブオイルとベーコンを入れて炒め、いい香りがしてきたらAを入れる。（昆布はキッチンばさみで細く切る）
② 沸騰したらレタスとコーンを入れて1〜2分煮る。
③ レタスがしんなりしたら、器に盛り、粉チーズと粗びきこしょうを振る。

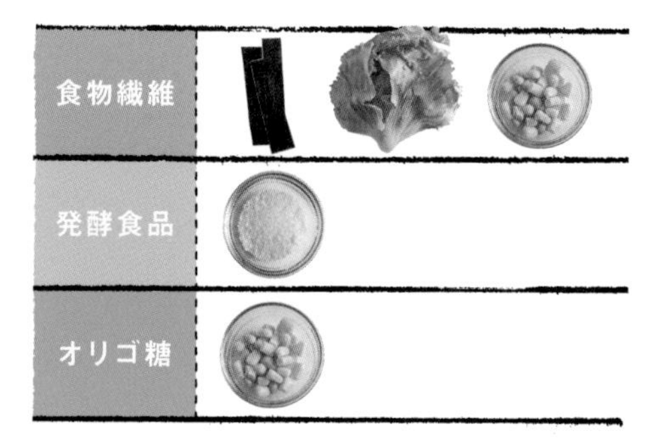

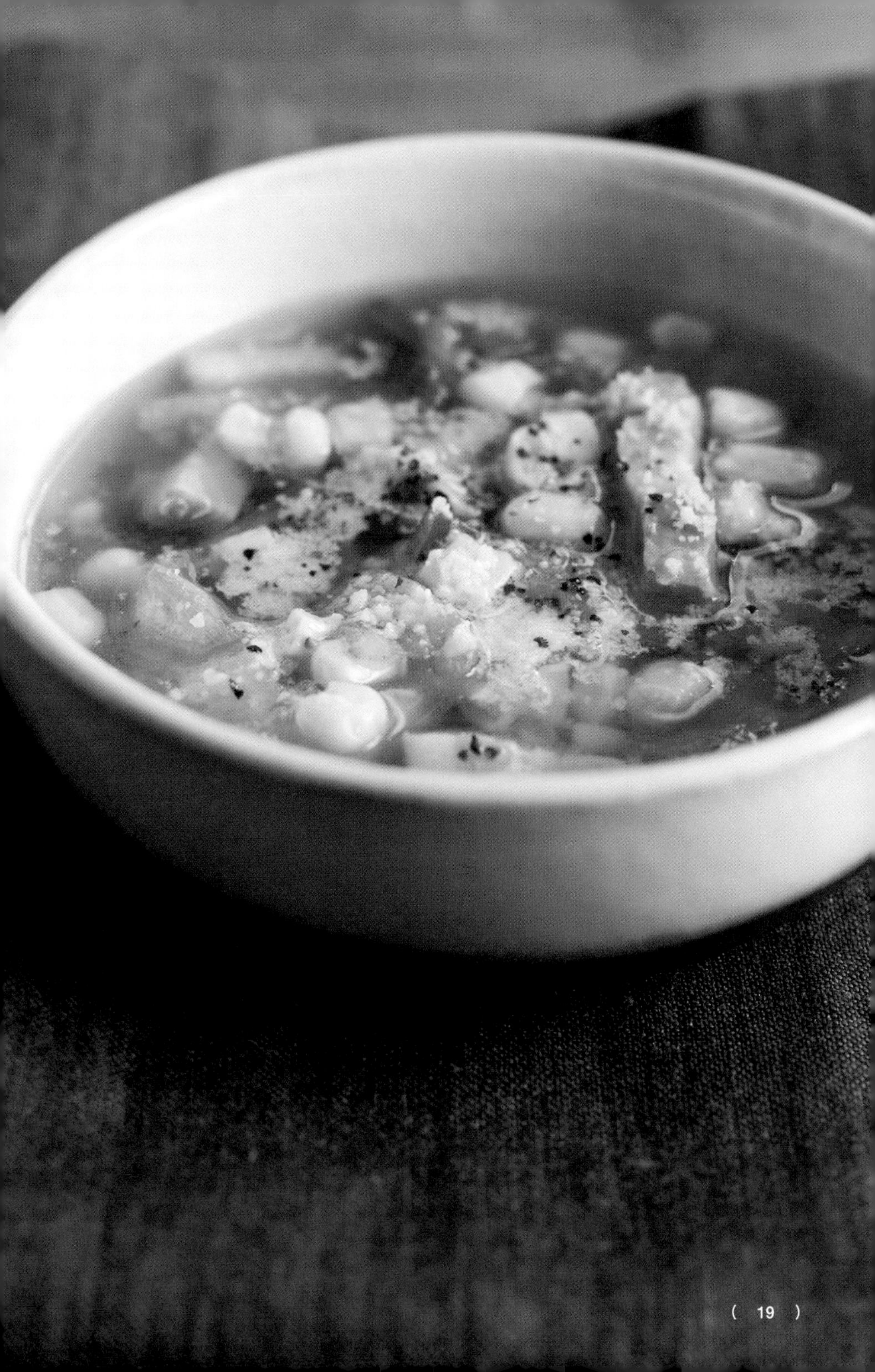

小松菜のミルクスープ

小松菜は下茹でなしですぐにスープの具に使える優れもの。
少なめの水で蒸し煮にしてから、牛乳+片栗粉を入れるだけ。
ホワイトソースを作らなくても、クリーミーな洋風スープになります。

材料（2人分）

ベーコン（短冊切り）……2枚（50g）
小松菜（ザク切り）……2〜3わ（100〜150g）
A　水……100cc
　　塩……小さじ1/4
　　昆布（あれば）1×5センチのもの……1枚
B　牛乳……200cc
　　片栗粉……大さじ1
オリーブオイル……適量
こしょう……適量

作り方

① 鍋にオリーブオイルとベーコンを入れて火にかけ、炒める。
② ベーコンからいい香りがしてきたら小松菜を入れて炒める。
③ 小松菜がしんなりしたらAを入れ、ふたをして1〜2分煮る。
（昆布はキッチンばさみで細く切る）
④ Bを混ぜたものを入れて、混ぜながら加熱する。
⑤ とろみがついたら、こしょうを加える。

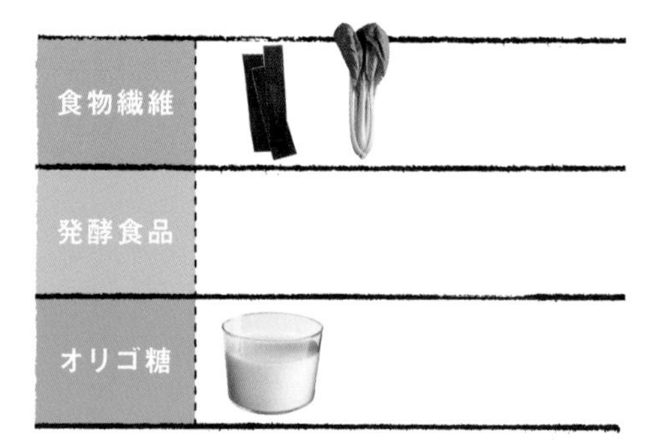

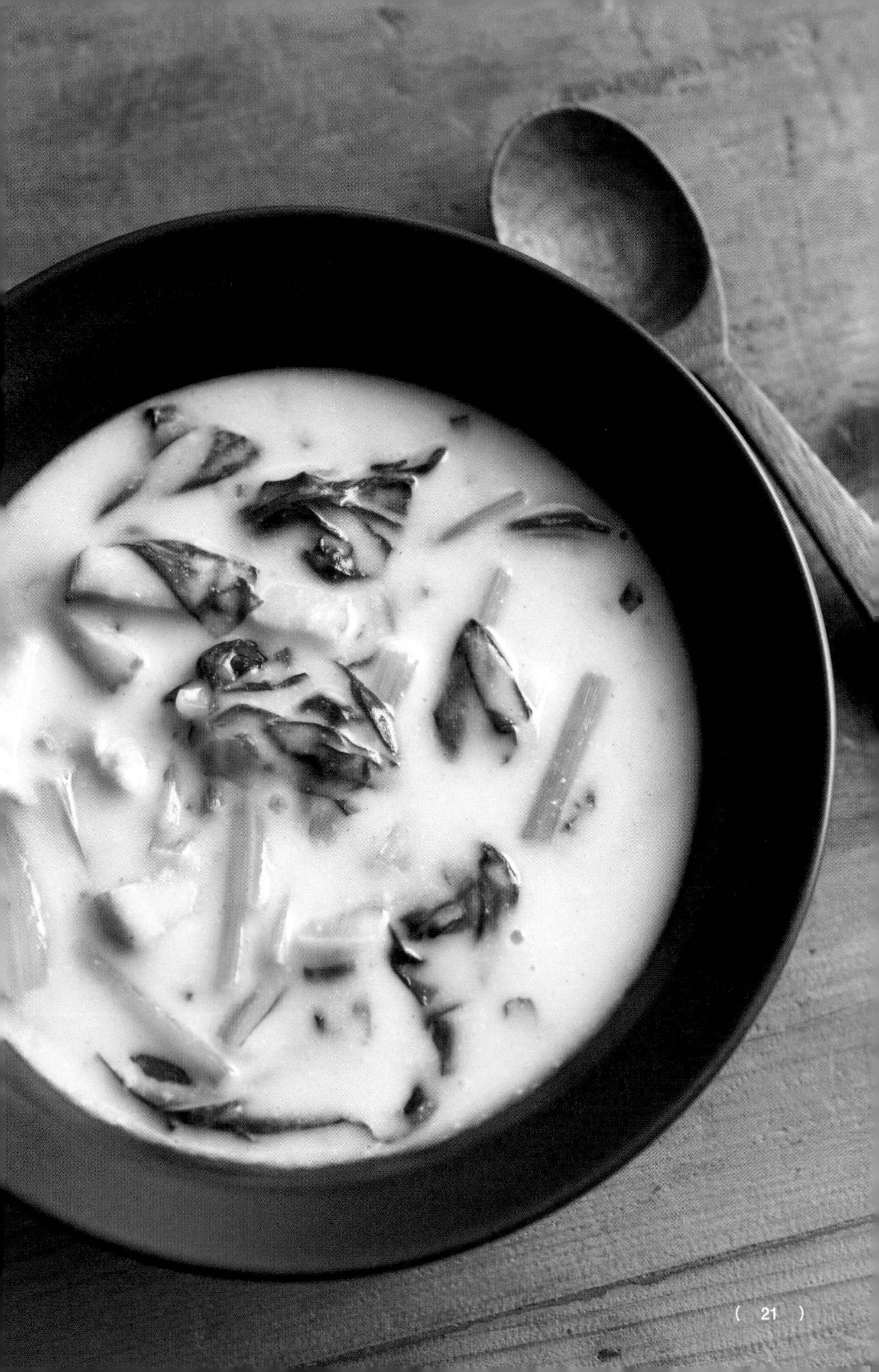

キャベツとハムのコールスロースープ

キャベツを細切りにしてスープにすると、
早く柔らかくなり、ホットサラダみたいな感覚で、
たくさん食べられるのがいいところ。
粒マスタードの酸味が合います。

材料（2人分）

A
- ハム（細切り）……1パック（3〜4枚）
- キャベツ*（細切り）……1/8個
- 塩麹……大さじ1
- 昆布（あれば）1×5センチのもの……1枚
- 水……300cc

粒マスタード……大さじ1
醤油……適量

作り方

① Aを鍋に入れ、ふたをして火にかける。（昆布はキッチンばさみで細く切る）
② 全体がクタっとなったら火を止め、粒マスタードを混ぜ、醤油で味を調える。

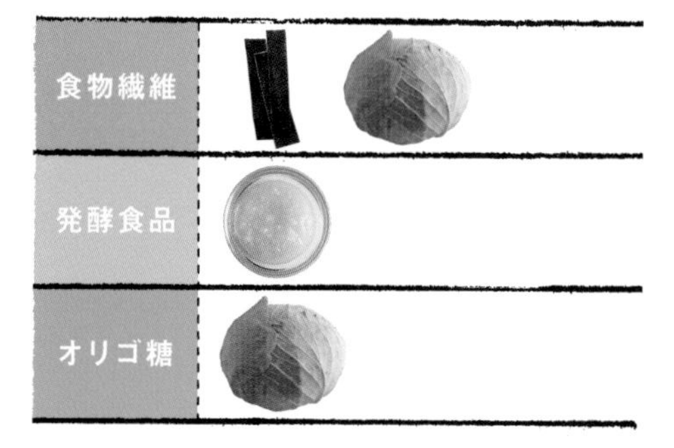

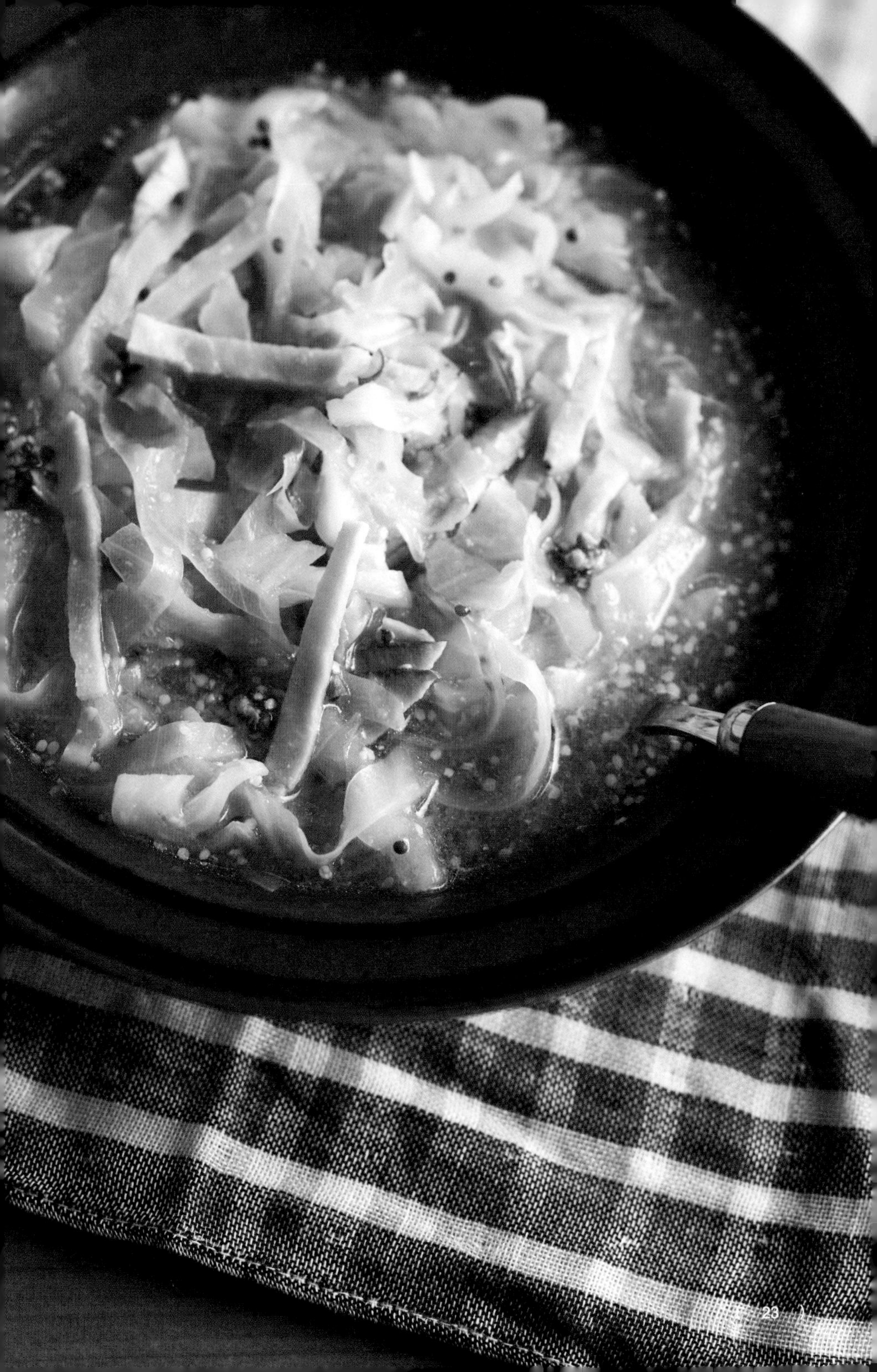

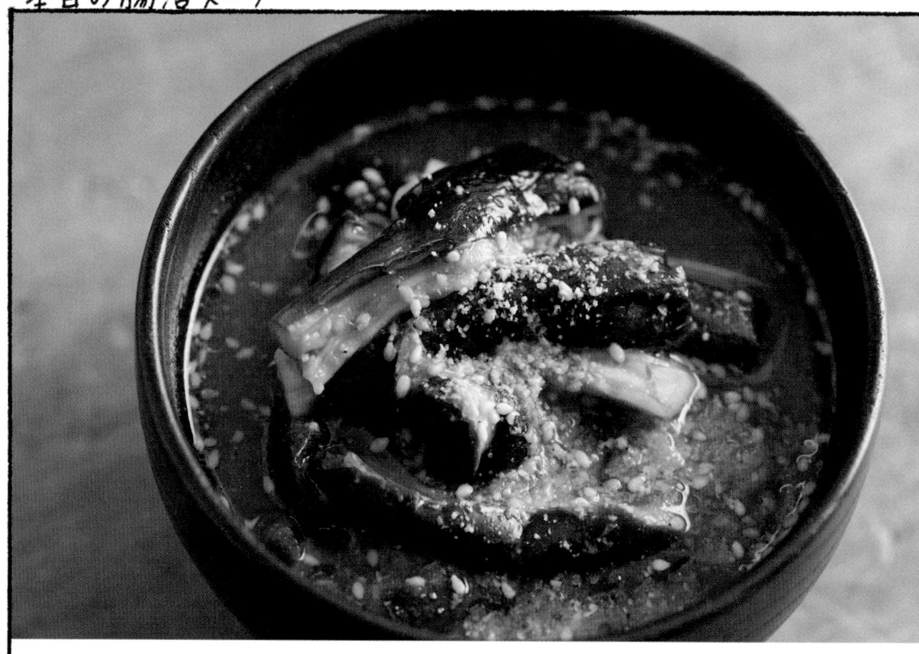

レンジ蒸しなすのごま味噌汁

なすをレンジ加熱してから具にすると、
じっくり煮込んだような
トロトロ食感に仕上がります。
裂いたなすに醤油とごま油をからめる、
このひと手間で、
食べたときの幸福感が違います。

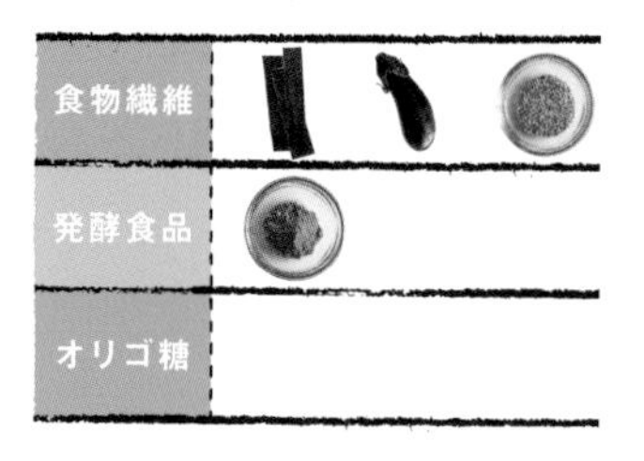

材料（2人分）

なす……小2本（200g）

A
- 醤油……小さじ2
- ごま油……小さじ2

B
- 水……300cc
- 昆布（あれば）1×5センチのもの……1枚

味噌……大さじ1
かつお節……1パック（4g）
すりごま……たっぷり

作り方

① なすはヘタを落とし、1つずつラップをして電子レンジで3分加熱する。（なす100g当たりが1分30秒・600Wが目安）

② 食べやすい大きさに裂いて、Aをまぶして器に盛る。

③ Bを鍋に入れて火にかける。（昆布はキッチンばさみで細く切る）沸騰したら火を止めて味噌を溶き入れ、かつお節を混ぜて①の器にそそぐ。

④ すりごまをかける。

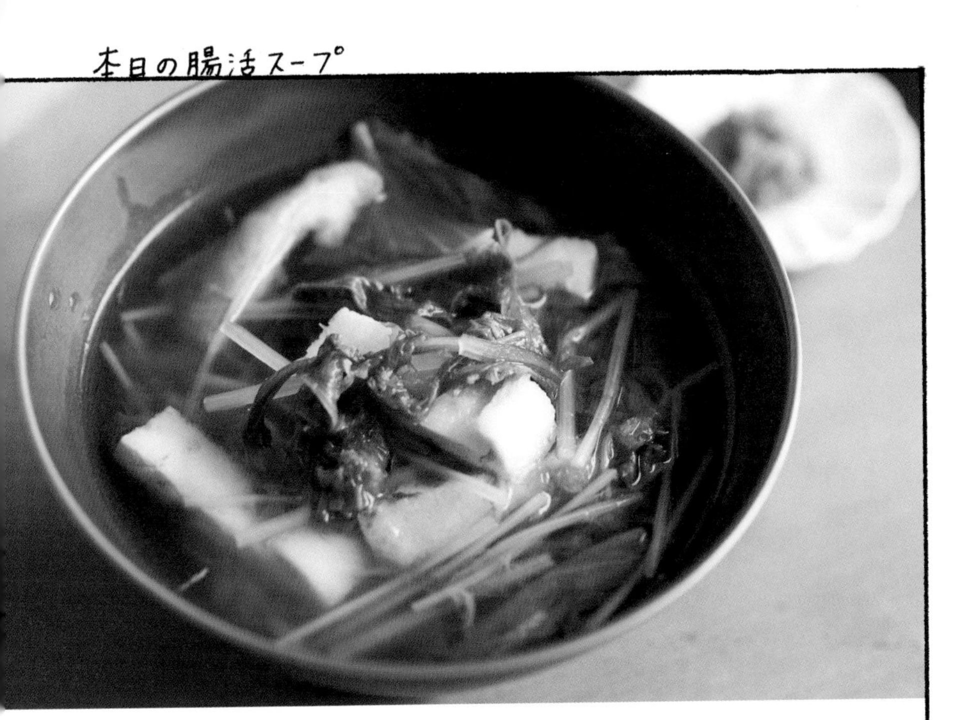

水菜のポン酢スープ

食物繊維、βカロテン、
ビタミンC、カルシウムなど栄養豊富な水菜。
生のままサラダもいいけれど、
さっと加熱して食べるおいしさは格別です。
水菜を入れたら火を通しすぎないのがコツ。
ポン酢醤油がよく合います。

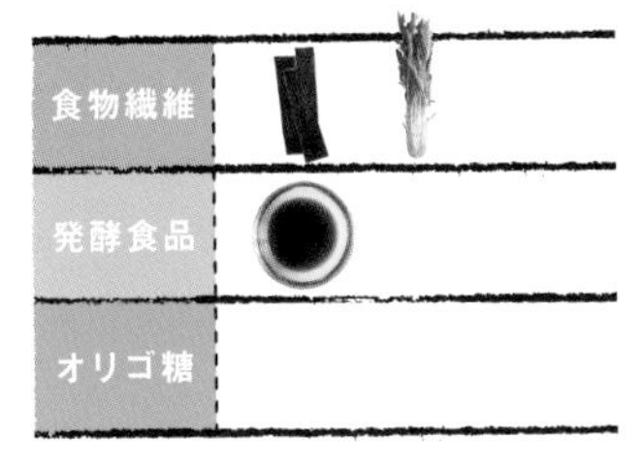

材料（２人分）

A
- 水……300cc
- 昆布（あれば）
  1×5センチのもの……１枚
- みりん……小さじ1
- 油揚げ（細切り）……1/2枚

水菜（ザク切り）……100g
ポン酢醤油……大さじ2
かつお節……１パック（4g）
柚子こしょう……適宜

作り方

① Aを鍋に入れて火にかける。
（昆布はキッチンばさみで細く切る）
② 沸騰したら、水菜を入れて
サッと煮る。
③ 火を止め、かつお節と
ポン酢醤油を入れる。
④ お好みで柚子こしょうを入れる。

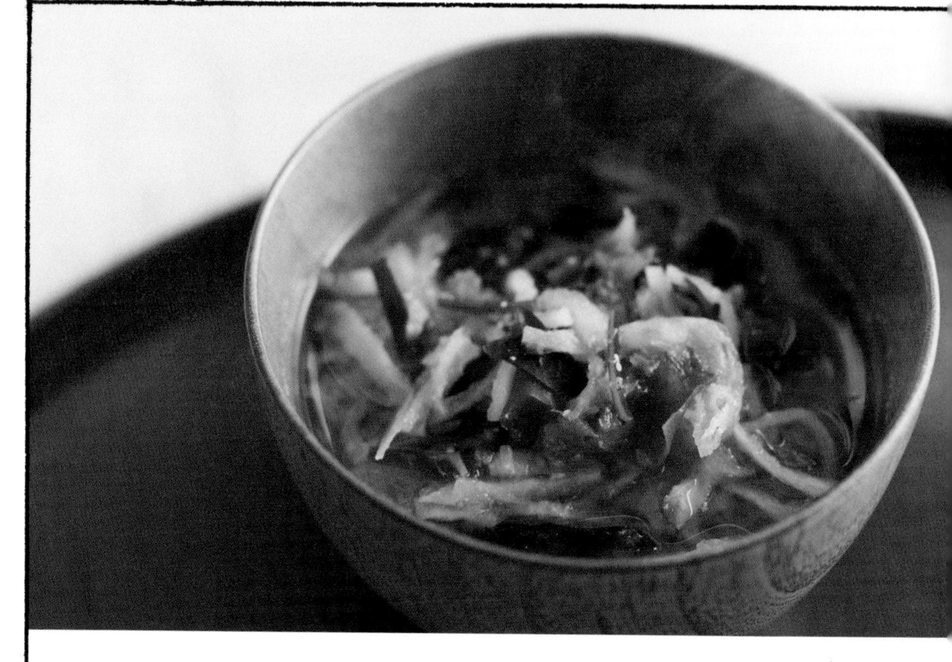

乾物汁

栄養とうま味がギュッと詰まった乾物は、
味に深みを出せる
スープにおすすめの便利食材。
切り干し大根は、サッと洗って
キッチンばさみで切るだけ。
この下処理がポイントです。

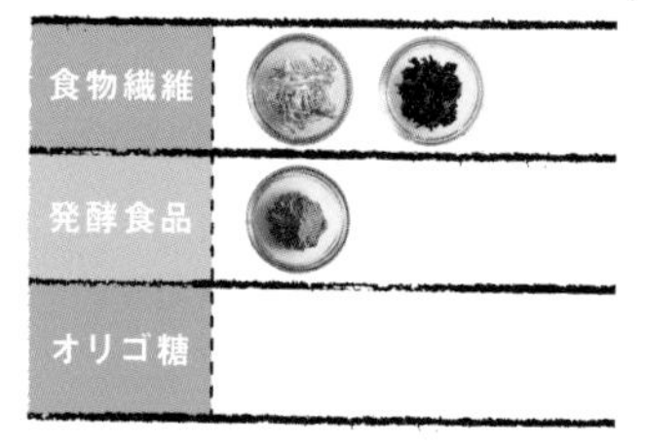

材料（2人分）

切り干し大根……10g
水……400cc
カットわかめ……1つまみ(2g)
味噌……大さじ1
かつお節……1パック(4g)

作り方

① 切り干し大根はサッと洗い、キッチンばさみで食べやすい大きさに切る。
② 鍋に切り干し大根と水を入れ、ふたをして火にかける。
③ 5分くらい弱火で煮たらカットわかめを入れる。
④ わかめが戻ったら火を止め、味噌を溶き入れ、かつお節を混ぜる。

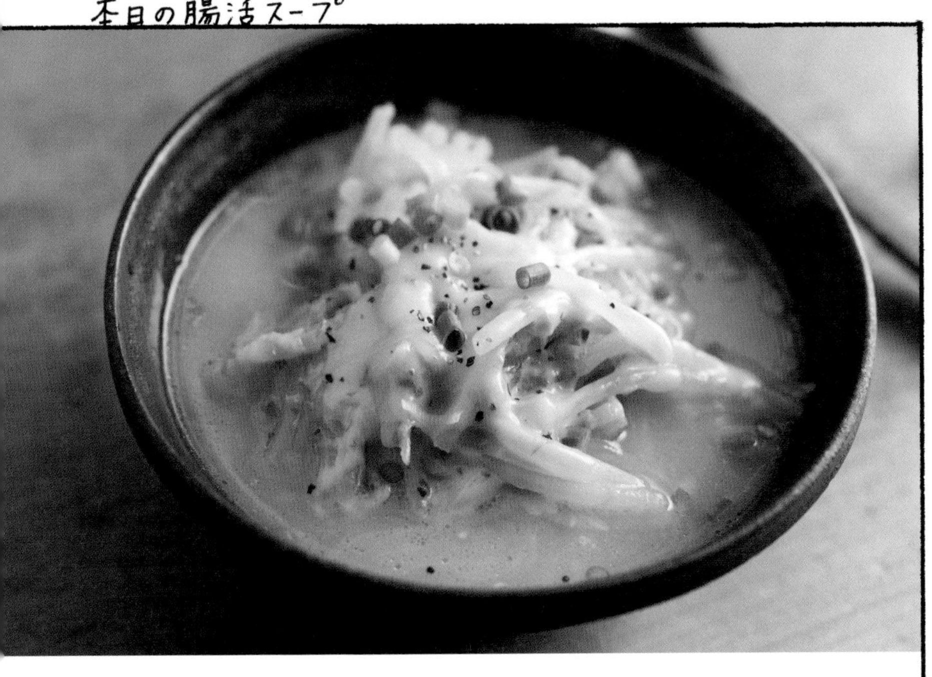

もやしチーズスープ

実はもやしってとってもいいだしが出るんです。
しかも包丁いらずで入れるだけ。
もやしのシャキシャキ感とチーズの
とろける食感が、クセになります。

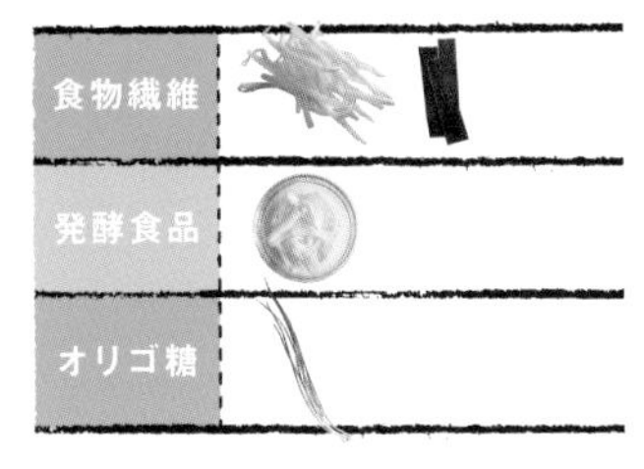

材料（2人分）

ベーコン（短冊切り）……50g

A
- もやし……1袋
- 水……300cc
- 昆布（あれば）1×5センチのもの……1枚
- 醤油……大1

オリーブオイル……適量
かつお節……1パック（4g）
ピザ用チーズ……適量
青ねぎ（小口切り）……適量

作り方

① 鍋にオリーブオイルとベーコンを入れて火にかけて炒める。
② ベーコンからいい香りがしてきたらAを入れ、ふたをして煮る。（昆布はキッチンばさみで細く切る）
③ もやしがしんなりしたらかつお節を混ぜ、ピザ用チーズを入れる。
④ チーズが溶けたら器に盛り、青ねぎを散らす。

Column 1

だしとり不要で
おいしいスープが作れる理由

だしを取らなくてもおいしいスープができる!?

この本で紹介しているスープは、だしの素やスープの素を使いません。わざわざだしを引いたり、スープストックを作ったりもしません。けれどしっかりだしのうま味がきいたおいしいスープになるのには、ワケがあります。

実は、かつお節や昆布など、うま味のある食材を直接入れて、そのまま具として食べてしまうからなんです。煮干しも入れっぱなしです。

ただ入れるだけの簡単さなのに、本格的なおいしさになり、ごみが出ないので、一度このやり方を覚えたら、もう元には戻れません。

うま味をきかせて、おいしく減塩

うま味を効かせると、ただ単においしくなるだけでなく、薄味でもおいしく感じることができます。無理せず減塩できるので、健康にもいいのです。

うま味は掛け合わせることで何倍もおいしくなる

うま味は掛け合わせることで何倍にもなります。この本で紹介している、うま味食材を直接入れるやり方なら、うま味の掛け算がとっても簡単にできるので、想像以上に深いうま味が作れます。

うま味の出る食材いろいろ

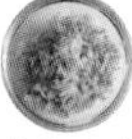

かつお節

小袋パックがおすすめ。2人分なら4g、1人分なら2gのパックのものを。

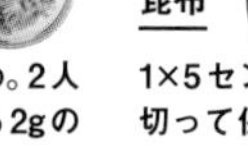

昆布

1×5センチくらいの短冊に切って保存しておくと便利です。

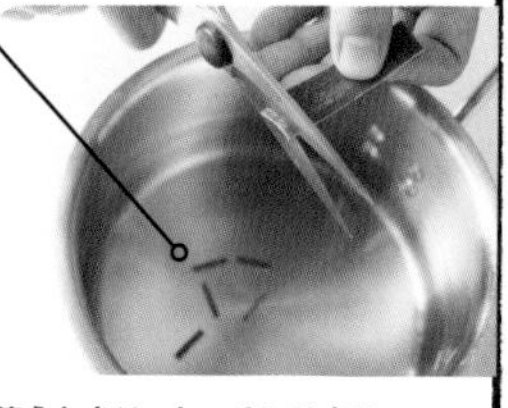

使うときは、キッチンはさみで細く切って入れるだけ。

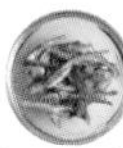

煮干し

一つまみ入れるだけで、ぐっと深い味わいに。頭もはらわたもつけたまま、入れてOKです。

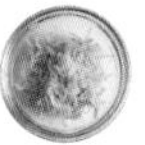

ちりめんじゃこ

煮干しのような感覚で使えます。釜揚げしらすではなく、乾燥したちりめんじゃこがおすすめ。

サバ缶

缶汁にうま味がたっぷり。煮込むと臭みが出るので、サッと加熱して仕上げるのがコツ。

鮭

魚の中でも、鮭は年中手に入りやすく、クセがないのでおすすめです。塩鮭よりも生鮭のほうが使いやすいです。

鶏肉、豚肉、ひき肉

鶏肉、豚肉、ひき肉なども、コクのあるおいしいうま味が出ます。使い方は各レシピを参照してください。

Part 2

これ1つで大満足！
おかず腸活スープ

あれこれ料理をする時間がない。
作りたい料理が思い浮かばない。
そもそも、料理をやる気も起こらない。
そんな日には、具だくさんのおかず腸活スープがおすすめです。
これ1つで野菜もたんぱく質もバランスよく食べられるし、
ビタミン&ミネラルが溶け出したスープに、腸活パワーをプラス。
おなかも心も大満足できます。
手抜きだけど、手抜きじゃないのが、おかず腸活スープの魅力です。

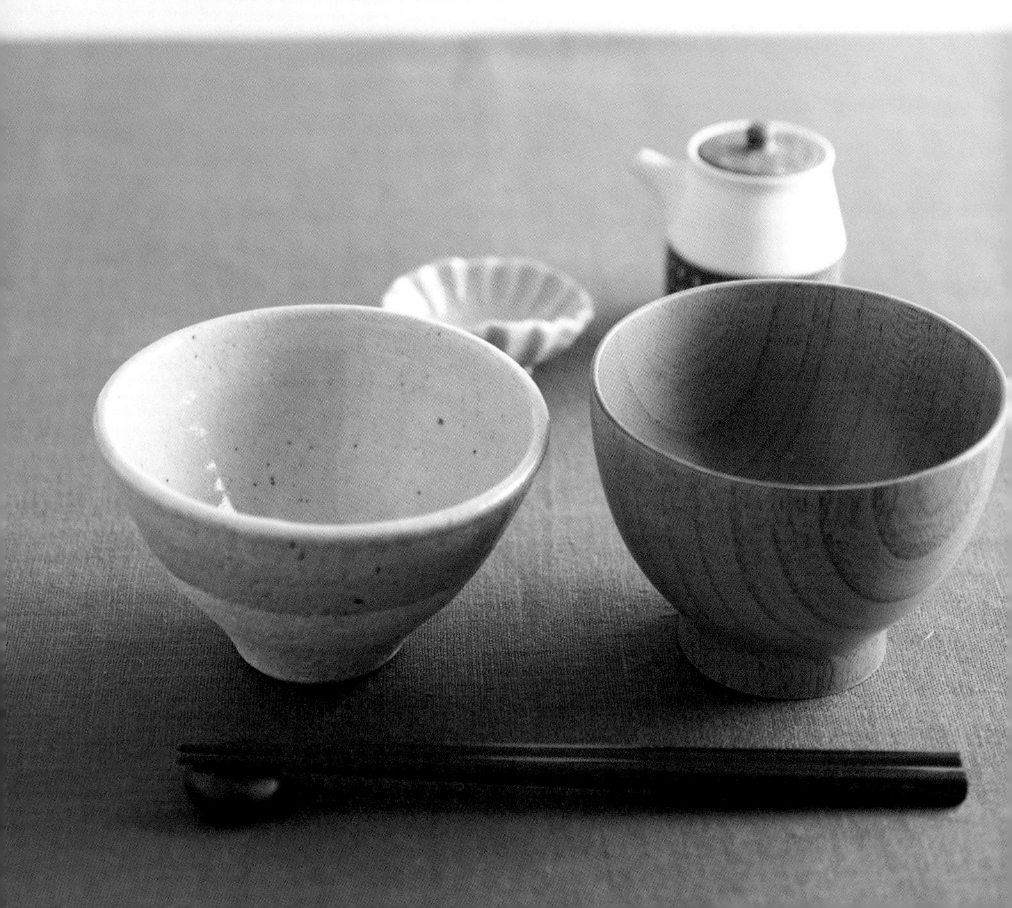

ミートボールのトマトシチュー

ミートボールはひき肉と調味料を混ぜて、
適当にスプーンですくって入れるだけ。形が不ぞろいでも大丈夫。
ひき肉からうま味が溶け出して、
本格的なおいしさに仕上がります。

材料（２人分）

A
- 豚ひき肉……150g
- しょうが（すりおろし）……１かけ
- 片栗粉……小さじ1
- 醤油……小さじ1

玉ねぎ*（横薄切り）……1/2個
ケチャップ……大さじ2

B
- トマトジュース（有塩）……200cc
- 水……100cc

じゃがいも……1個
にんじん（乱切り）……小１本
醤油……少々
オリーブオイル……適量
パセリ……適量

作り方

① Ａを混ぜておく。

② じゃがいもは皮をむき、丸ごとラップで包んで電子レンジにかけ（2分）、食べやすい大きさに切る。

③ 鍋を熱してオリーブオイルを入れ、玉ねぎを炒める。
しんなりしたらケチャップを入れて炒め、Ｂを入れる。

④ 沸騰したら、Ａをスプーンですくって入れる。

⑤ ミートボールの色が変わったら、じゃがいもとにんじんを入れ、
ふたをして煮る。

⑥ にんじんが柔らかくなったら味をみて、
足りないようなら醤油少々で味を調え、器に盛ってパセリを振る。

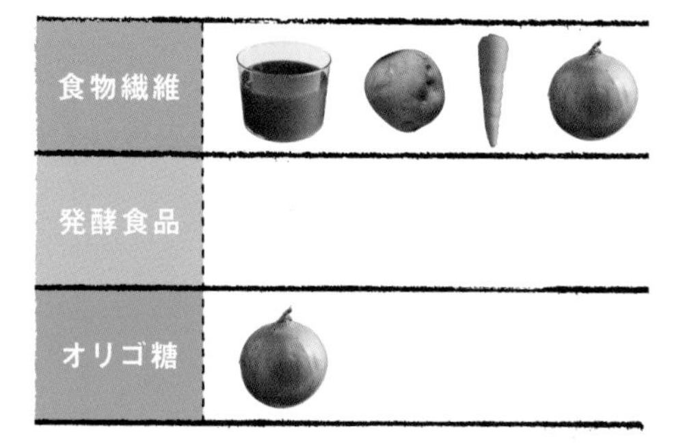

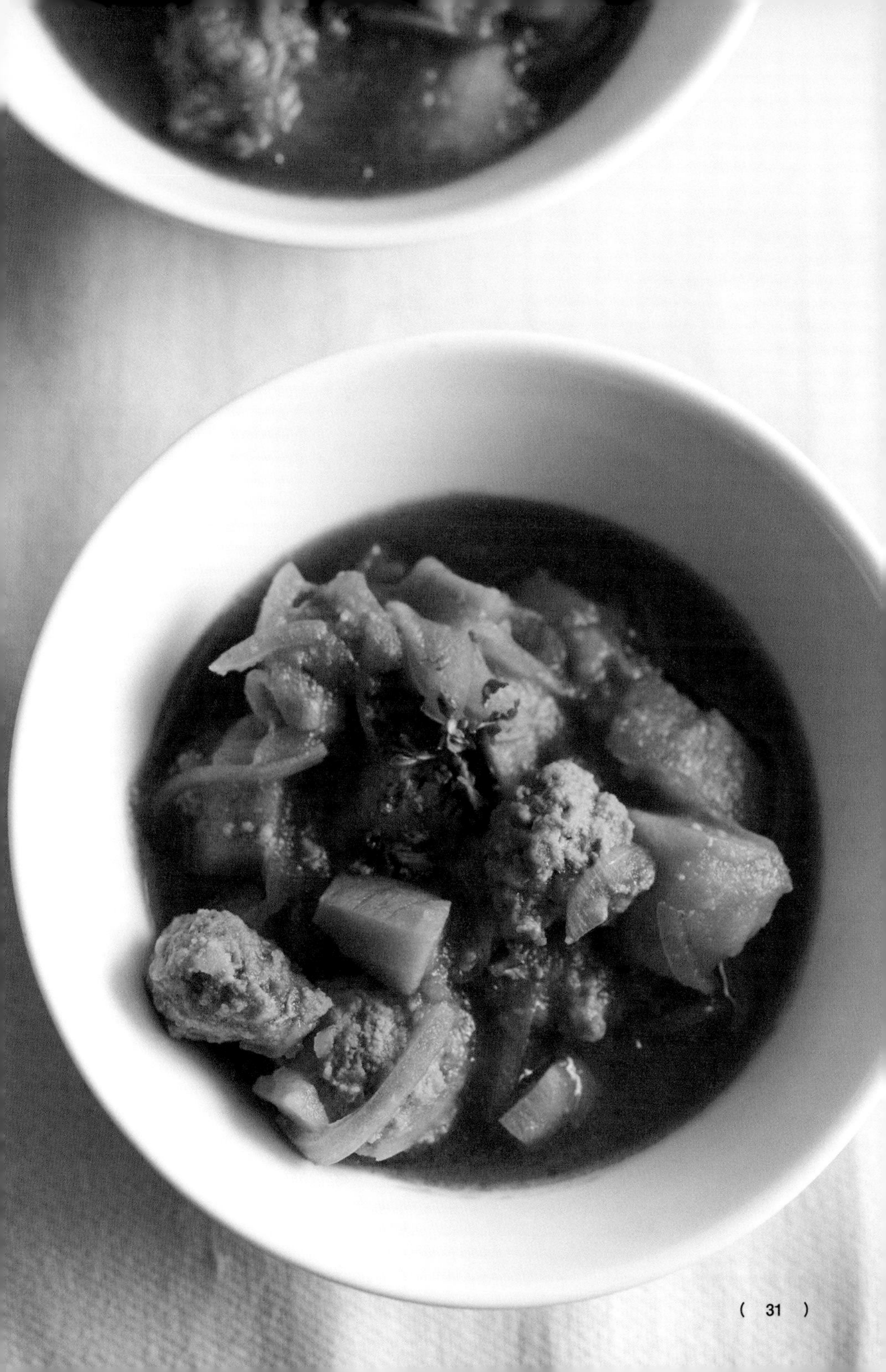

鶏とさつまいものごま汁

鶏もも肉の脂のコクとさつまいもの甘みが、とてもよく合います。
さつまいもは皮ごと使うのがポイント。
皮に含まれるポリフェノールや食物繊維を無駄なく食べられます。
たっぷりのすりごまで、腸活パワーをさらにアップ。

材料（2人分）

A
- 鶏もも肉（1口大）……小1枚
- 塩……小さじ1/4

B
- 水……300cc
- 昆布（あれば）1×5センチのもの……1枚

C
- さつまいも（1センチ厚さ）……1/2本（150g）
- しょうが（すりおろし）……1かけ
- 長ねぎ*（小口切り）……1/4本

- 味噌……大さじ1
- かつお節……1パック（4g）
- すりごま……たっぷり

作り方

① Aの鶏もも肉は塩を揉みこむ。
② さつまいもは皮ごと食べやすく切り、表面のでんぷんを流水で洗い流す。
③ Bを鍋に入れて火にかけ（昆布はキッチンばさみで細く切る）、沸騰したら①の鶏肉とCを入れ、ふたをして煮る。
④ さつまいもが柔らかくなったら火を止め、味噌を溶き入れ、かつお節を混ぜる。
⑤ 器に盛り、すりごまを振る。

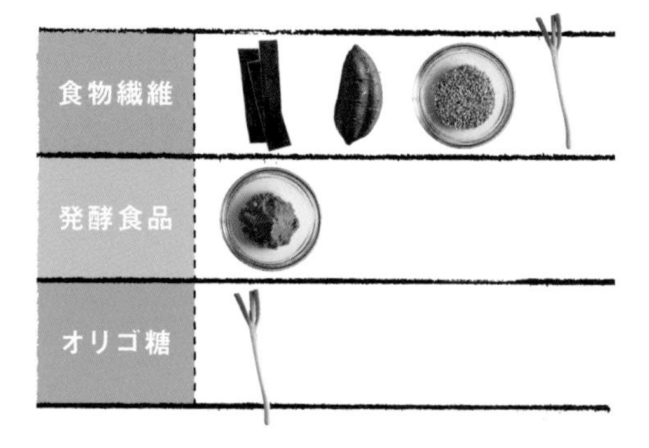

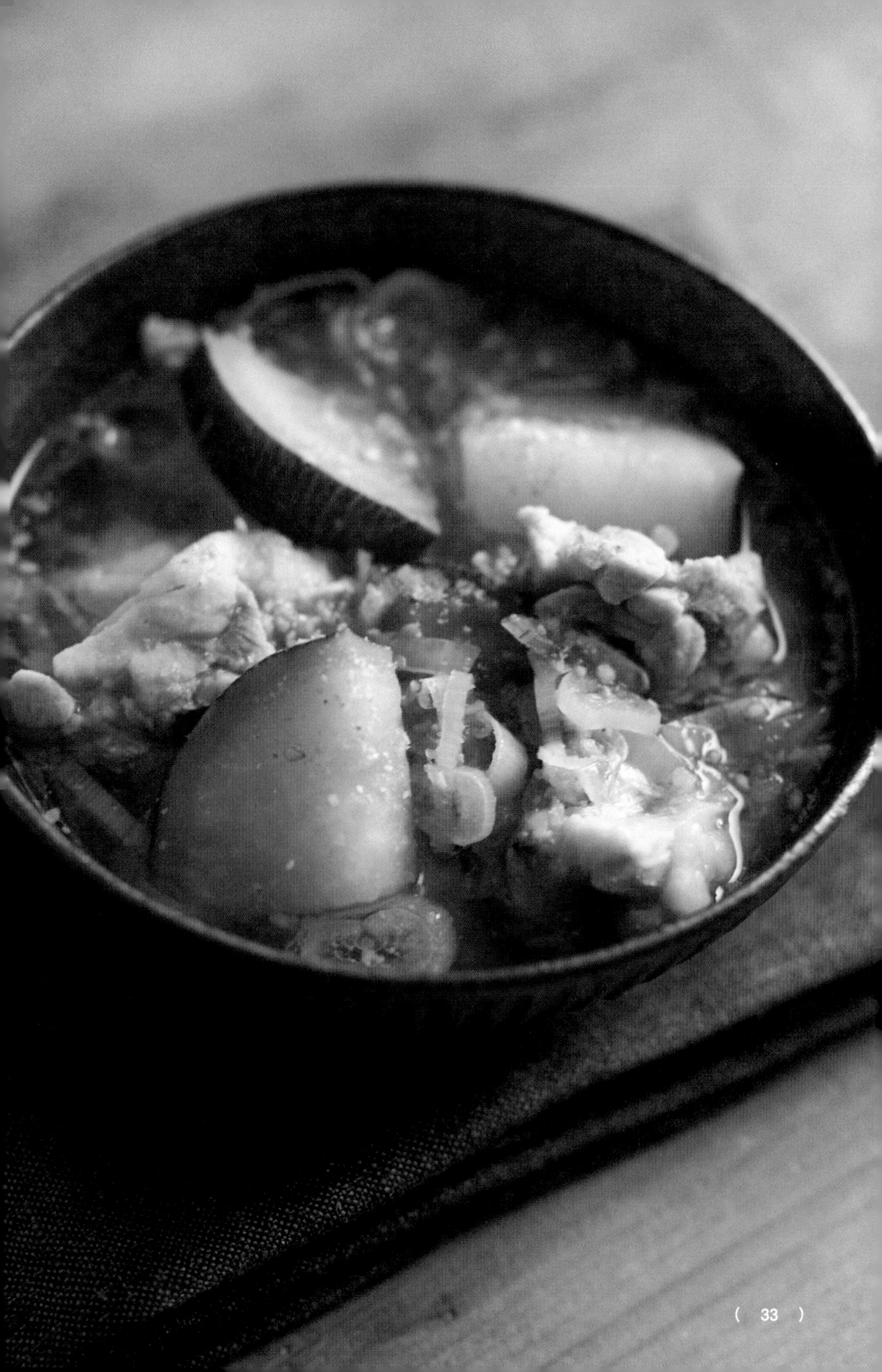

鮭とじゃがいもとコーンのミルクスープ

ホワイトソースを作らず、牛乳＋片栗粉を入れるだけの、
クリームシチューみたいなスープ。
じゃがいもはレンジ加熱して、ギュッとつぶして入れると、
煮崩れたようなホクホクとろりのおいしさになります。

材料（2人分）

A｜生鮭……2切れ
　｜塩……小さじ1/4
B｜水……100cc
　｜昆布（あれば）1×5センチのもの……1枚
　｜塩麹……大さじ1
C｜牛乳……200cc
　｜片栗粉……大さじ1/2

じゃがいも……1個
冷凍コーン*……大さじ4
粗びきこしょう……適量

作り方

① Aの生鮭は食べやすく切り、塩を振る。
② じゃがいもは皮をむいてラップをし、電子レンジに2分かけたらラップの上から押さえてつぶす（やけどに注意、タオルなどを当てて）。
③ 鍋にBを入れて火にかけ（昆布はキッチンばさみで細く切る）、沸騰したら鮭を入れ、ふたをして蒸し煮にする。
④ Cを混ぜる。
⑤ 鮭に火が通ったら、②のじゃがいもとコーンと④を入れて、混ぜながら加熱する。
⑥ とろみがついたら、粗びきこしょうを振る。

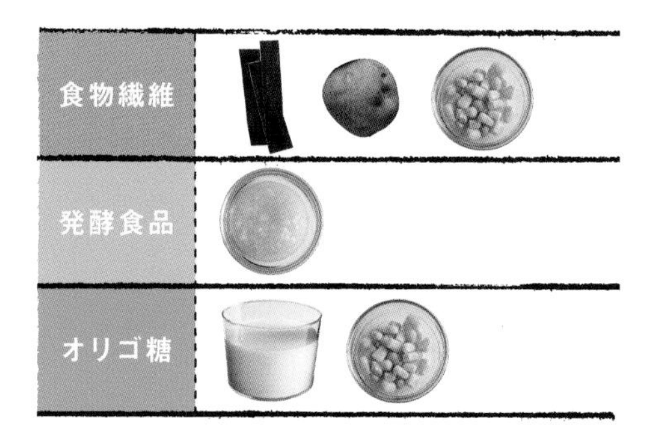

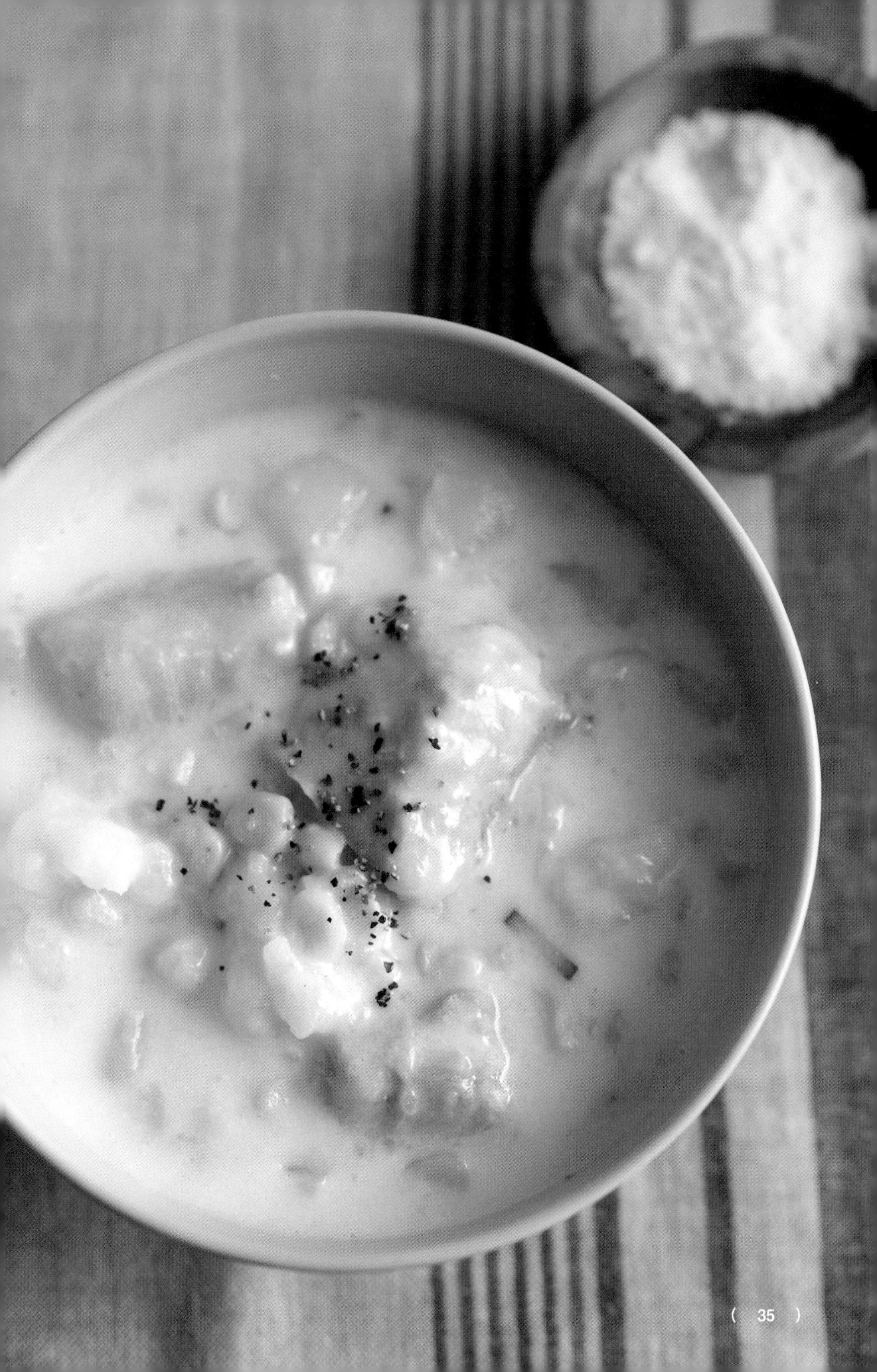

トマト酒かす汁

酒かすは、発酵食品でありながら食物繊維を豊富に含んでいる優れもの。
あらかじめレンジ加熱で柔らかくしてから加えるのがコツです。
トマトの酸味で酒かすのクセが中和されるので、
かす汁が苦手な人もぜひお試しあれ。

材料（2人分）

A | 酒かす*……50g
  | 水……大さじ1

B | 水……300cc
  | 昆布（あれば）1×5センチのもの……1枚

豚肩ロース薄切り（一口大）……150g
トマト（ザク切り）……1個
味噌……大さじ1
かつお節……1パック（4g）
青ねぎ（小口切り）……適量

作り方

① Aを耐熱容器に入れ、ラップをして電子レンジで30秒ほどかけてから、混ぜる。
② Bを鍋に入れ、ふたをして火にかける。（昆布はキッチンばさみで細く切る）
③ 沸騰したら②に豚肉を入れて煮る。
④ 豚肉に火が通ったらトマトと①の酒かすを入れる。
⑤ トマトがクタっとなったら、味噌を溶き入れ、かつお節を混ぜ、青ねぎを入れる。

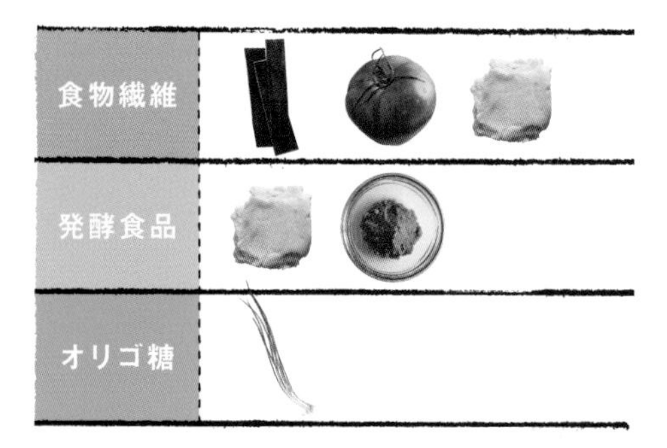

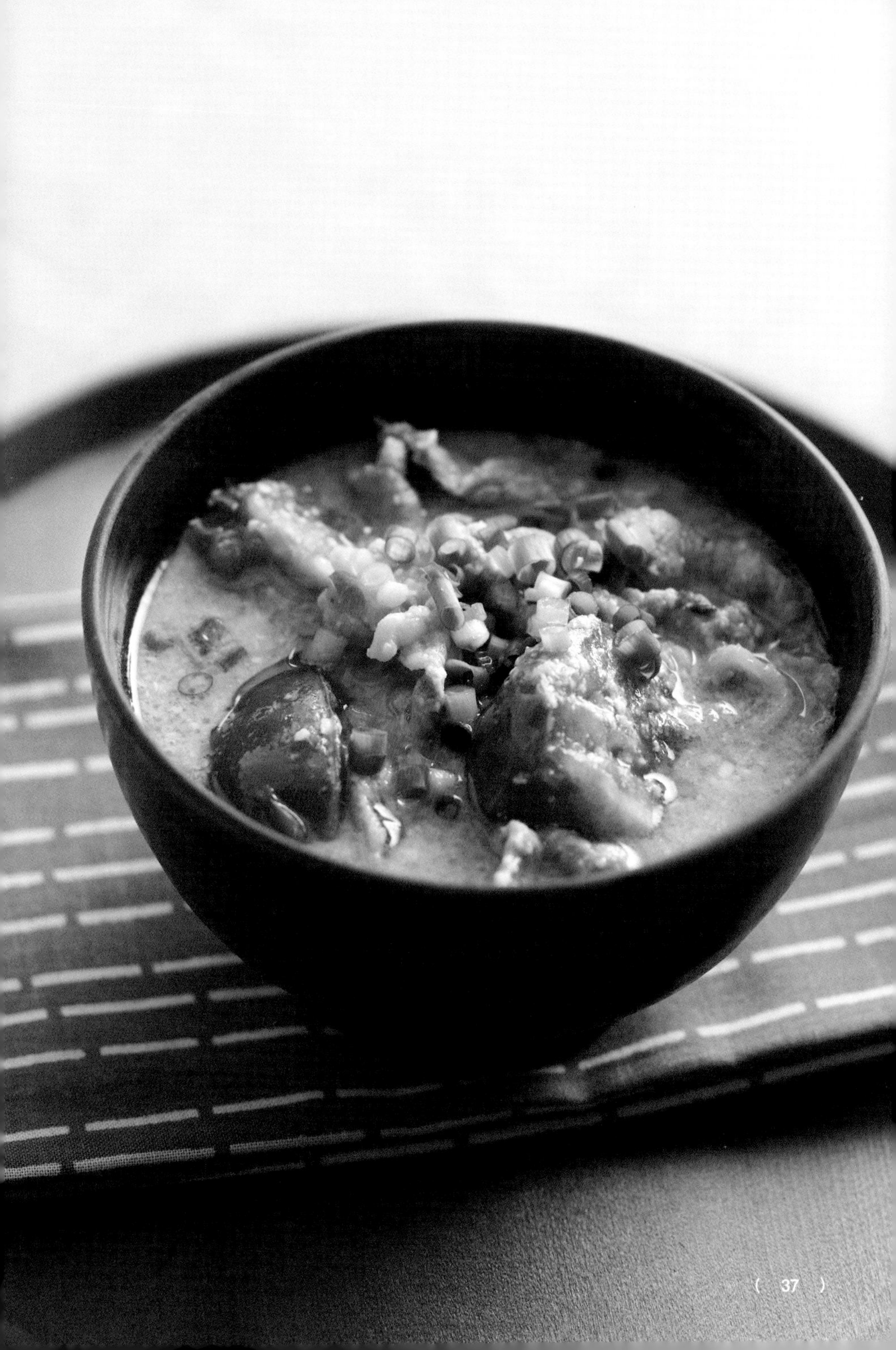

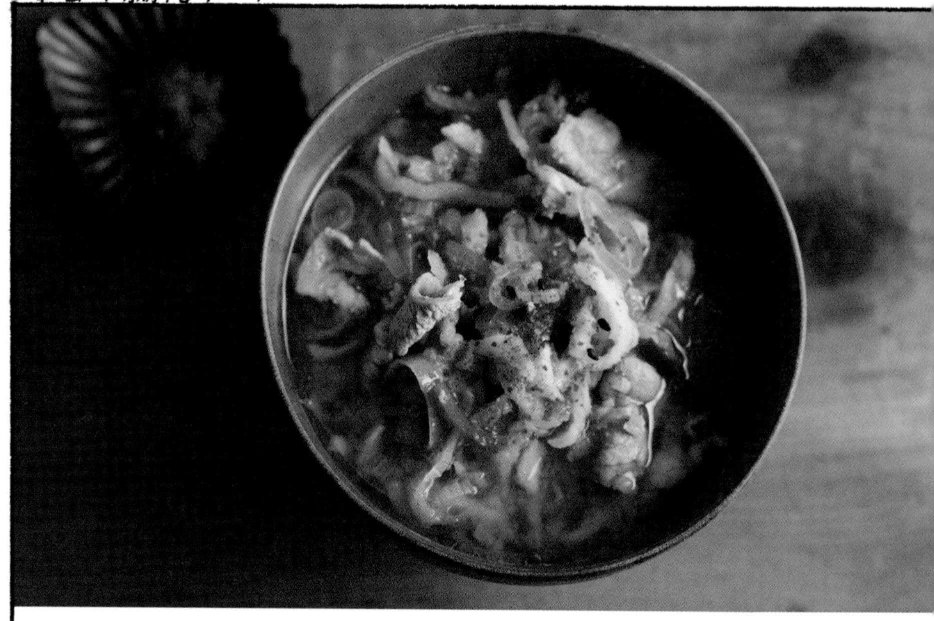

切り干し大根の豚汁

切り干し大根はサッと洗って、
キッチンばさみでチョキチョキ。
これだけで食物繊維たっぷりの
腸活豚汁になるんです。
切り干し大根のうま味と豚肉のコクで、
深い味わいになります。

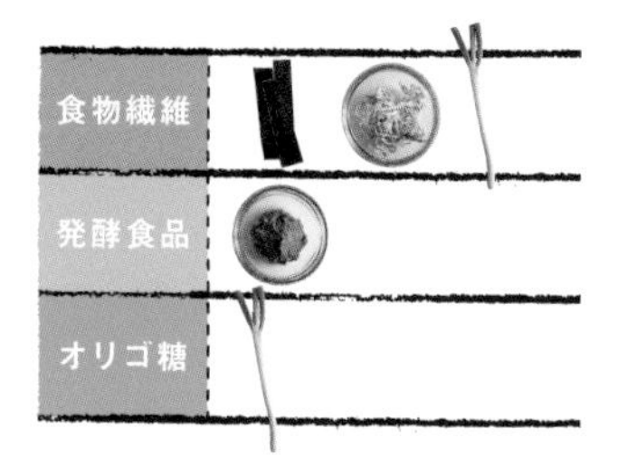

材料（2人分）

A | 水……300cc
昆布（あれば）
1×5センチのもの……1枚
切り干し大根……10g

豚肩ロース薄切り……150g
長ねぎ*（小口切り）……適量
味噌……大さじ1
かつお節……1パック（4g）
七味唐辛子……適量

作り方

① Aの切り干し大根は、サッと洗ってキッチンばさみで食べやすい長さに切り、水、昆布とともに鍋に入れて火にかける。
（昆布はキッチンばさみで細く切る）

② 沸騰したら豚肉を入れ、アクが出たら取り、ふたをして煮る。

③ 長ねぎを入れてひと煮立ちしたら火を止め、味噌を溶き入れ、かつお節を混ぜる。

④ 器に盛り、七味唐辛子を振る。

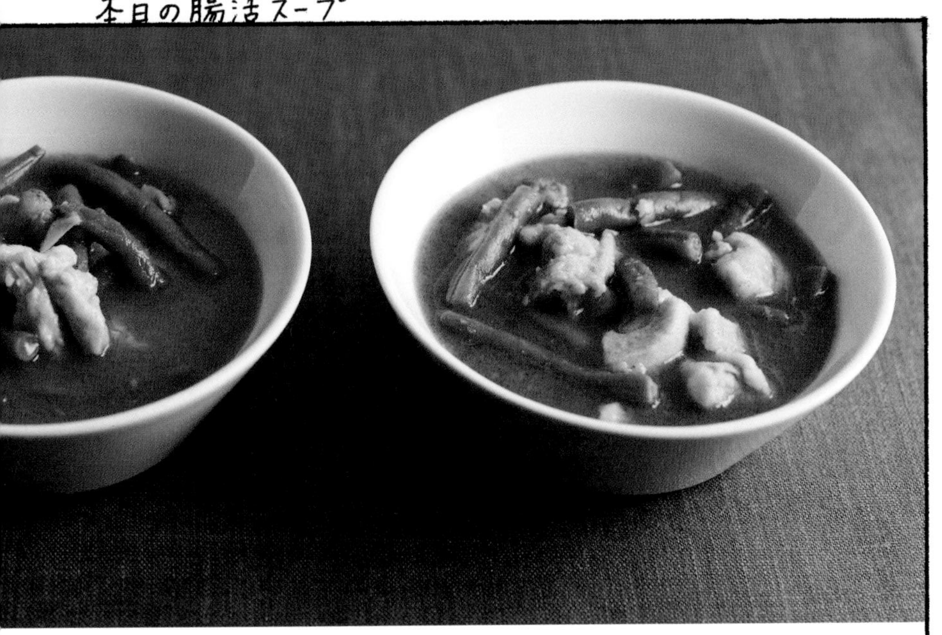

鶏といんげんのカレースープ

鶏もも肉を焼くときは、皮目を下にして
じっくり焼き付けるのがコツです。
焼くのは皮の方だけでOK。
これで濃厚な鶏のうま味が引き出せます。
いんげんは冷凍でも。

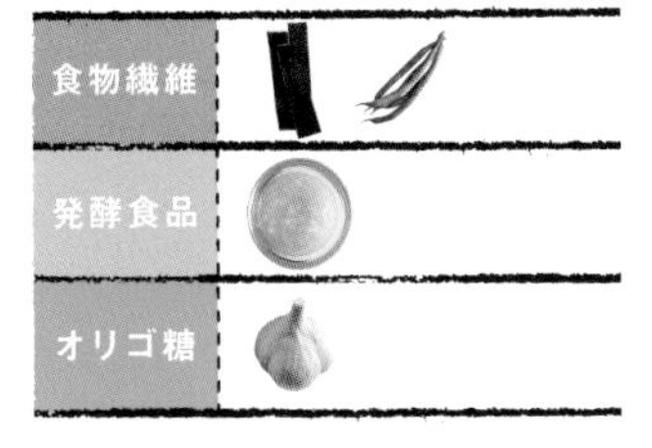

材料（2人分）

A
- 鶏もも肉……小1枚
- 塩……小さじ1/4
- 小麦粉……適量

B
- ニンニク（粗みじん切り）……1かけ
- ケチャップ……大さじ1

C
- いんげん……10本くらい（約150g）
- 水……300cc
- 昆布（あれば）1×5センチのもの……1枚
- 塩麹……小さじ1

D
- カレー粉……大さじ1/2
- 醤油……大さじ1

オリーブオイル……適量

作り方

① Aの鶏もも肉は一口大に切り、塩を揉みこみ、小麦粉をまぶす。

② 鍋を熱してオリーブオイルを入れ、鶏肉の皮目をしっかりと焼く。

③ 焼き色がついたらBのニンニクを入れて炒め、いい香りがしてきたらケチャップも入れて炒める。

④ Cを入れ、ふたをして煮る。（昆布はキッチンばさみで細く切る）

⑤ 鶏といんげんが柔らかくなったらDで味を調える。

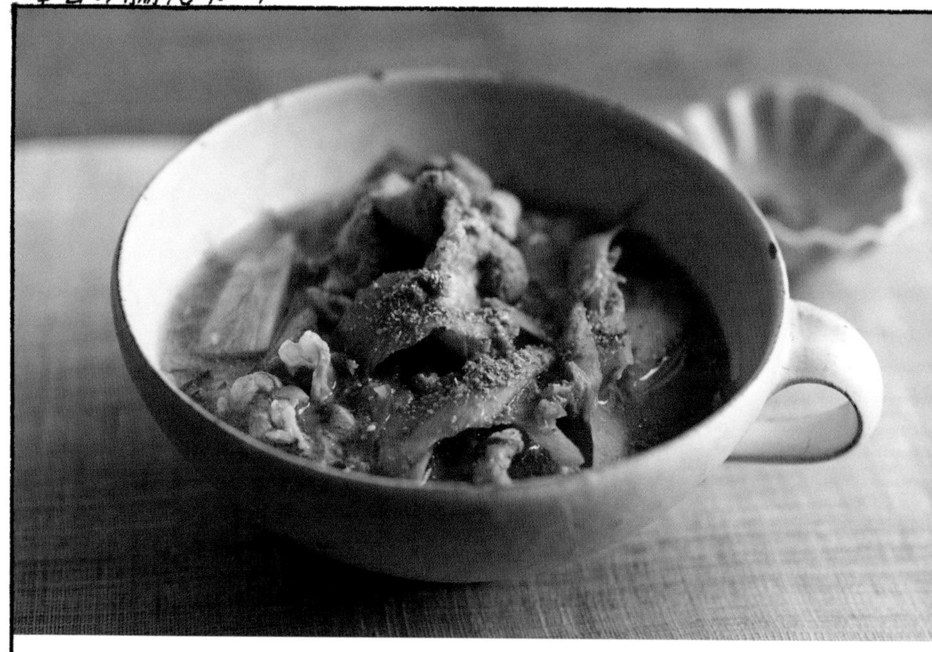

ごぼうと豚肉のきんぴらスープ

ごぼうは特に優秀な腸活食材。
食物繊維の含有量はトップクラスで、
水溶性と不溶性のバランスもいい。
さらに、オリゴ糖も含んでいます。
ごま油で炒めてから煮ると、
香りよく仕上がります。

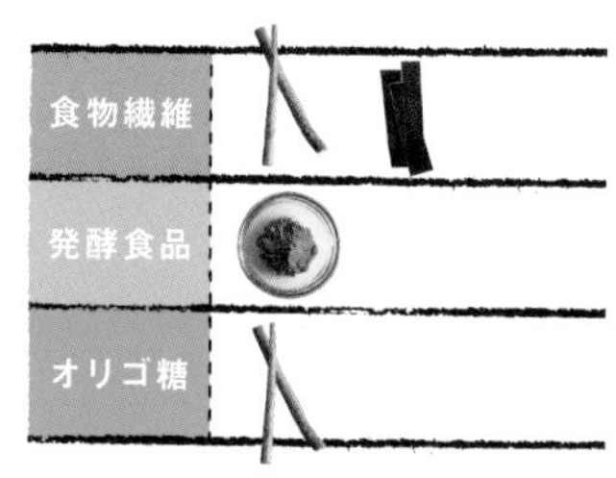

材料（2人分）

ごぼう*（ささがき）……1/2本

A
- 水……300cc
- 昆布（あれば）1×5センチのもの……1枚

豚肩ロース薄切り（一口大）……150g

味噌……大さじ1

かつお節……1パック（4g）

粉山椒……適量

ごま油……適量

作り方

① 鍋にごま油を入れて熱し、ごぼうを炒める。

② ごぼうからいい香りがしてきたらAを入れる。（昆布はキッチンばさみで細く切る）

③ 沸騰したら豚肉を入れ、ふたをして煮る。

④ ごぼうが柔らかくなったら、火を止めて味噌を溶き入れて、かつお節を混ぜる。

⑤ 器に盛り、粉山椒を振る。

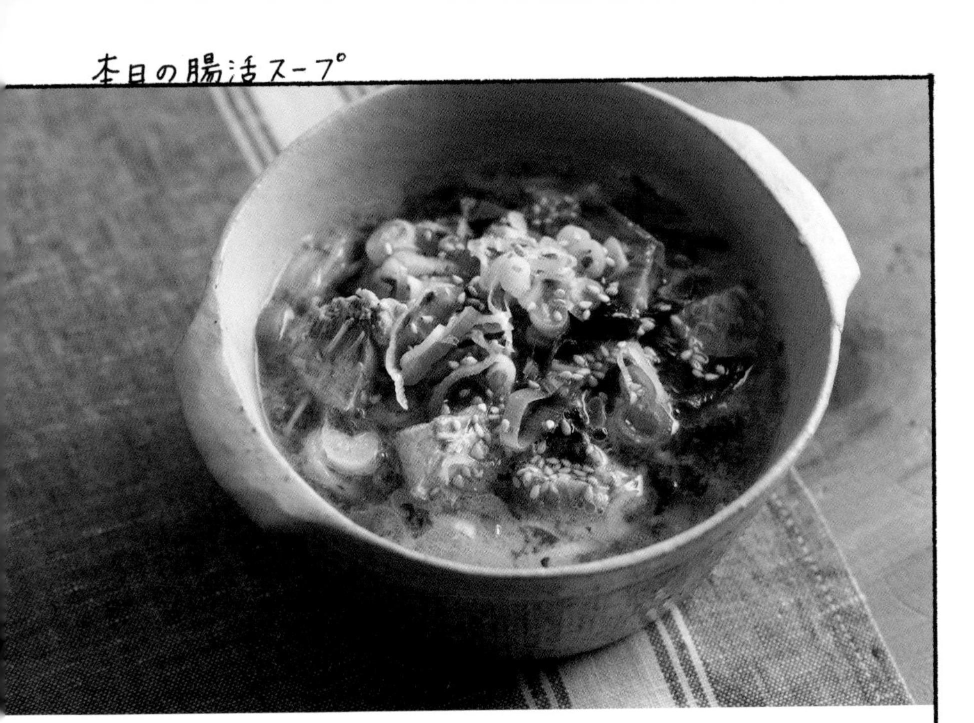

サバ缶わかめスープ

サバのうま味がたっぷり溶け出した
缶汁ごと使うのがコツ。
手間いらずでおいしいスープが
出来上がります。
サバの身は、最後にほぐすことでパサつかず、
臭みのないすっきりした味に仕上がります。

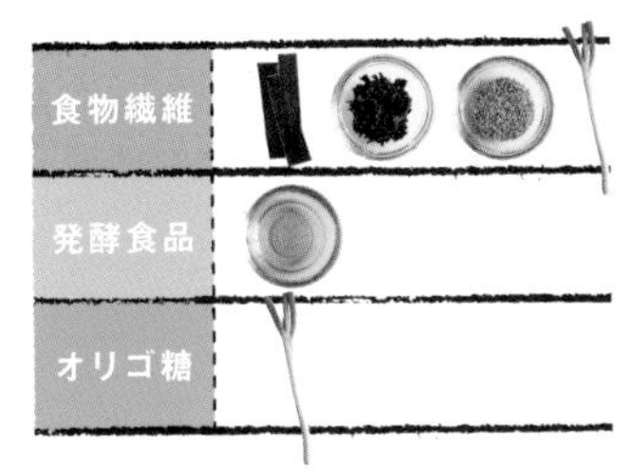

材料（2人分）

A
- サバ水煮缶……1缶（缶汁ごと）
- 水……300cc
- しょうが（すりおろし）……1かけ
- 昆布（あれば）1×5センチのもの……1枚
- カットわかめ……2つまみ（4g）

B
- 酢……大さじ1
- 醤油……大さじ1

長ねぎ*（小口切り）……1/2本
炒りごま……たっぷり

作り方

① Aを入れて火にかける。（昆布はキッチンばさみで細く切る）
② 沸騰したら、サバの身を軽くほぐし、Bを入れる。
③ 長ねぎと炒りごまを入れる。

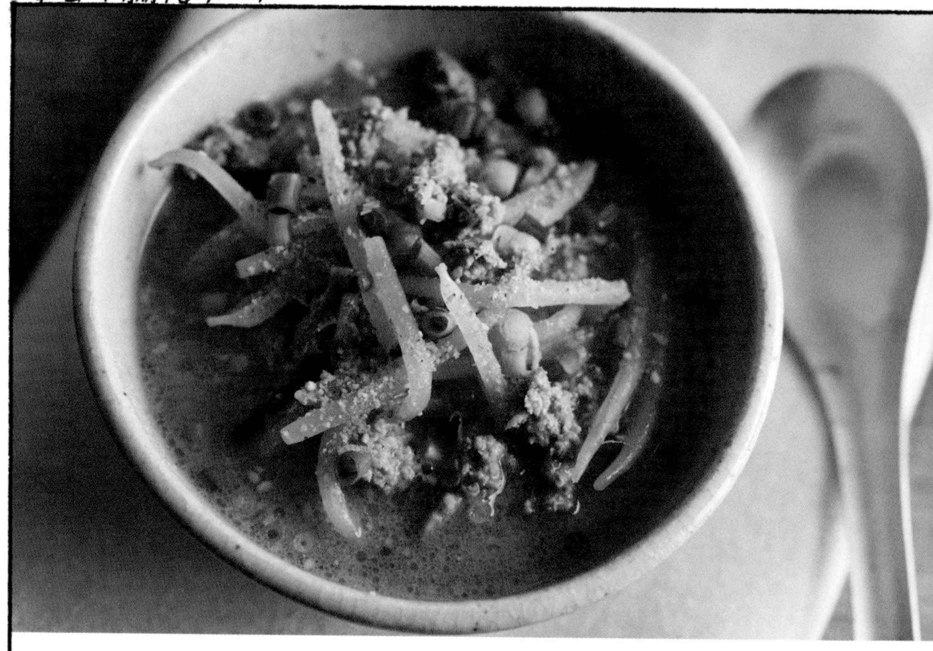

もやし坦々スープ

クタッと煮えたもやしが麺みたいで、
ペロッと食べられます。
食物繊維とビタミン&ミネラル類を
豊富に含むごまをたっぷり入れることで、
コクと腸活パワーがアップ。

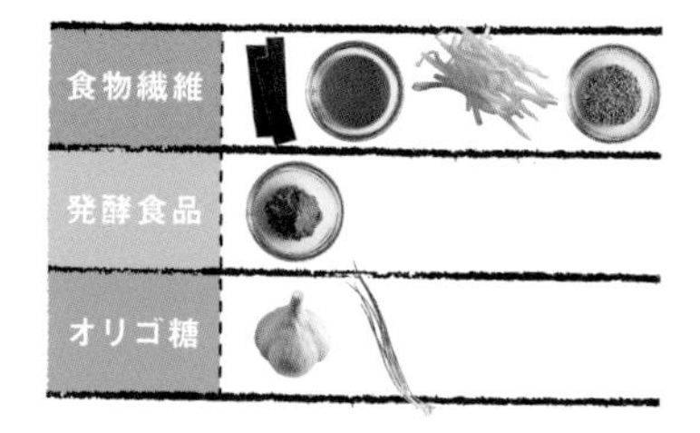

材料（2人分）

A
- 豚ひき肉……150g
- 塩……小さじ1/4
- しょうが（すりおろし）……1かけ
- ニンニク（すりおろし）……1かけ

B
- 水……300cc
- もやし……1袋
- 昆布（あれば）1×5センチのもの……1枚

C
- 味噌……大さじ1
- 練りごま……大さじ2
- オイスターソース……小さじ1
- 豆板醤……小さじ1/2

ごま油……適量
すりごま……適量
青ねぎ（小口切り）……適量

作り方

① Aを鍋に入れて混ぜながら火にかける。
② ひき肉に火が通ったらBを入れ、ふたをして3〜5分煮る。（昆布はキッチンばさみで細く切る）
③ Cを混ぜておく。
④ ②のもやしがクタッとなったら火を止め、混ぜておいたCを加える。
⑤ 器に盛り、ごま油、すりごま、青ねぎを散らす。

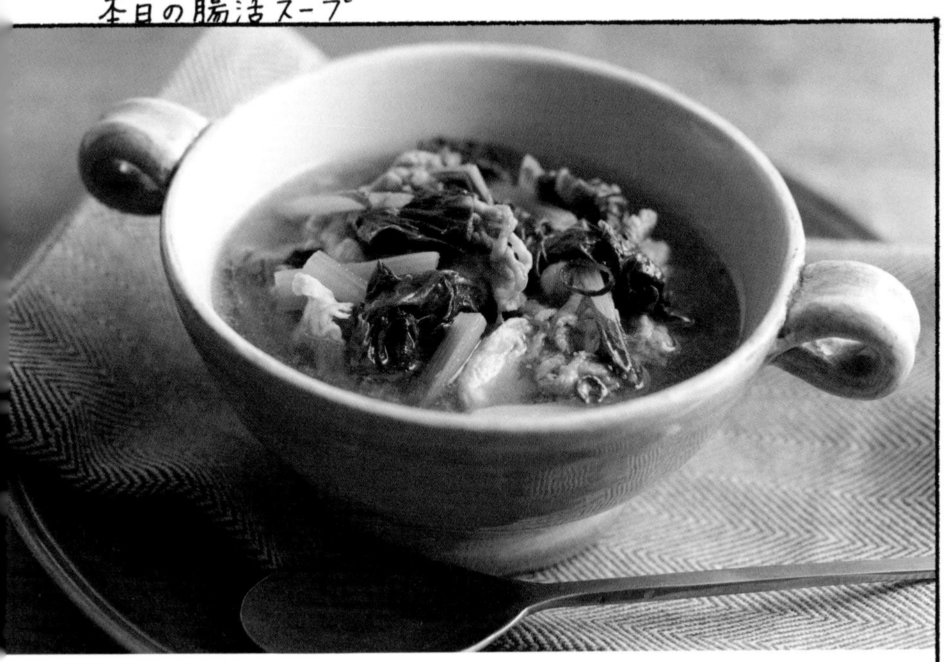

小松菜のガーリックスープ

豚肉を炒めてから煮ることで
コクのある仕上がりになります。
豚肉を炒めるときは、あまり触らず、
香ばしい焼き色を付けるのがコツです。
豚肉の脂のうま味とコクで、
小松菜がもりもり食べられます。

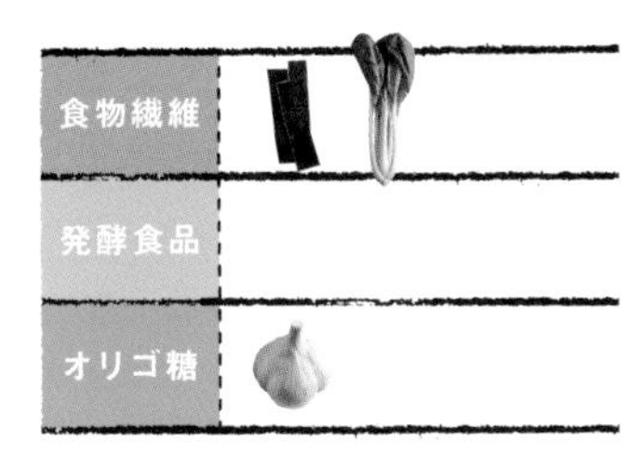

材料（2人分）

A　豚肩ロース薄切り（一口大）……150g
　　片栗粉……小さじ1
　　醤油……小さじ1

B　ニンニク（粗みじん切り）……1かけ
　　小松菜（ザク切り）……1〜2束（100g）

C　水……300cc
　　昆布（あれば）1×5センチのもの……1枚
　　赤唐辛子輪切り……適量

オイスターソース……大さじ1
ごま油、こしょう……適量

作り方

① Aの豚肉に片栗粉と醤油を揉みこむ。
② 鍋を熱してごま油を入れ、豚肉を炒める。
③ おいしそうな焼き色がついたら、Bを入れてさっと炒め合わせる。
④ Cを入れてふたをして1〜2分煮る。（昆布はキッチンばさみで細く切る）
⑤ オイスターソースで味を調え、ごま油とこしょうを入れる。

Column 2

スープ作りを助けてくれる道具の話

2人分のスープなら小さめの鍋がおすすめ

おいしくスープを作るのに鍋の大きさは大事です。この本で紹介するスープのレシピは2人分なので、大きな鍋で作ってしまうと水分がみるみる蒸発して、出来上がったときには煮物になっていた、なんてことが起こってしまいます。

ですから口径が18cmくらいで、容量が1.5〜2ℓくらいの片手鍋（ふたつき）を1つ持っておくと、1〜2人分のスープ作りにはとても重宝するはずです。

ぴったり閉まるふたはマスト

鍋と同じくらい大事なのがふたです。ふたをすることで、中の具材が短時間で煮えるし、水分の蒸発も防げます。このとき、ふたがぴったり閉まっていることも大事です。ふたの閉まり具合によって、水分の蒸発量も素材が柔らかくなる時間も違ってくるので、ぴったり閉まる、というのがとても重要です。

内面フッ素樹脂加工でストレスがなくなる！

鍋の内面がフッ素樹脂加工されていると使い勝手がいいのでおすすめです。フッ素樹脂加工してあれば、炒めてから煮るというようなときも、焦げつかず炒めやすいし、洗うときもサッときれいになるのでストレスがありません。特にクリーム系のスープの場合、こびり付きがスッと落ちると、「また作ろう！」という気持ちになります。

私が使っている便利グッズ

小さな泡立て器　味噌を溶くときに使うと、味噌がスーッときれいに溶けます。

キッチンタイマー　スープの加熱時間はきっちりレシピ通りにする必要はありませんが、つい油断して火にかけすぎ、煮詰まってしまうことも。そんなときタイマーがあれば、そのうっかりを防げます。

お玉立て　スープを作っていると、お玉の置き場所って結構困るもの。お玉立てがあるとキッチンが汚れず助かります。

part 3

野菜もたんぱく質も
バランスよく！

ダイエット
腸活スープ

食べたいものを我慢したり、野菜ばかり食べて
おなかを満たすダイエットはもう古い。
バランスよく食べて、健康になることがダイエットです。
とはいえ、たぷたぷの皮下脂肪も、体重も気になります。
そんなときこそダイエット腸活スープをお試しあれ。
食物繊維・オリゴ糖・発酵食品で腸の中をきれいにし、
良質なたんぱく質で基礎代謝を上げる。
たっぷり野菜と温かいスープでおなかと心を満たせば、
食べすぎ防止にもつながります。
明日も元気に動きましょう。これぞ正しいダイエット。

鮭とたっぷりねぎのしょうがスープ

抗酸化作用の強いアスタキサンチンをたっぷり含んだ鮭は
健康にきれいになりたい人の味方です。
下味の塩でおいしさが増します。
たっぷりのねぎで代謝も腸活パワーもアップ。

材料（２人分）

A | 生鮭……２切れ
  | 塩……小さじ1/4

B | 水……300cc
  | 塩麹……大さじ1/2

長ねぎ*（斜め切り）……１本
しょうが（せん切り）……１かけ
ポン酢醤油……大さじ1〜2
ごま油……適量

作り方

① Aの鮭は食べやすい大きさに切り、塩を振る。
② Bを鍋に入れて火にかけ、沸騰したら鮭を入れ、表面の色が変わったらねぎとしょうがを入れ、ふたをして煮る。
③ 鮭に火が通ったら火を止め、ポン酢醤油を入れる。
④ 器に盛り、ごま油を回しかける。

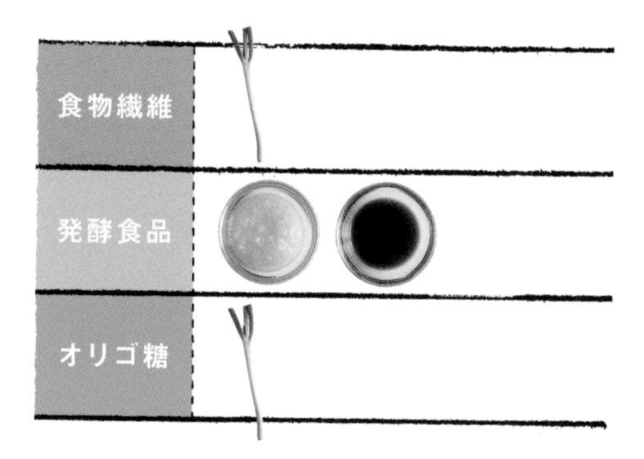

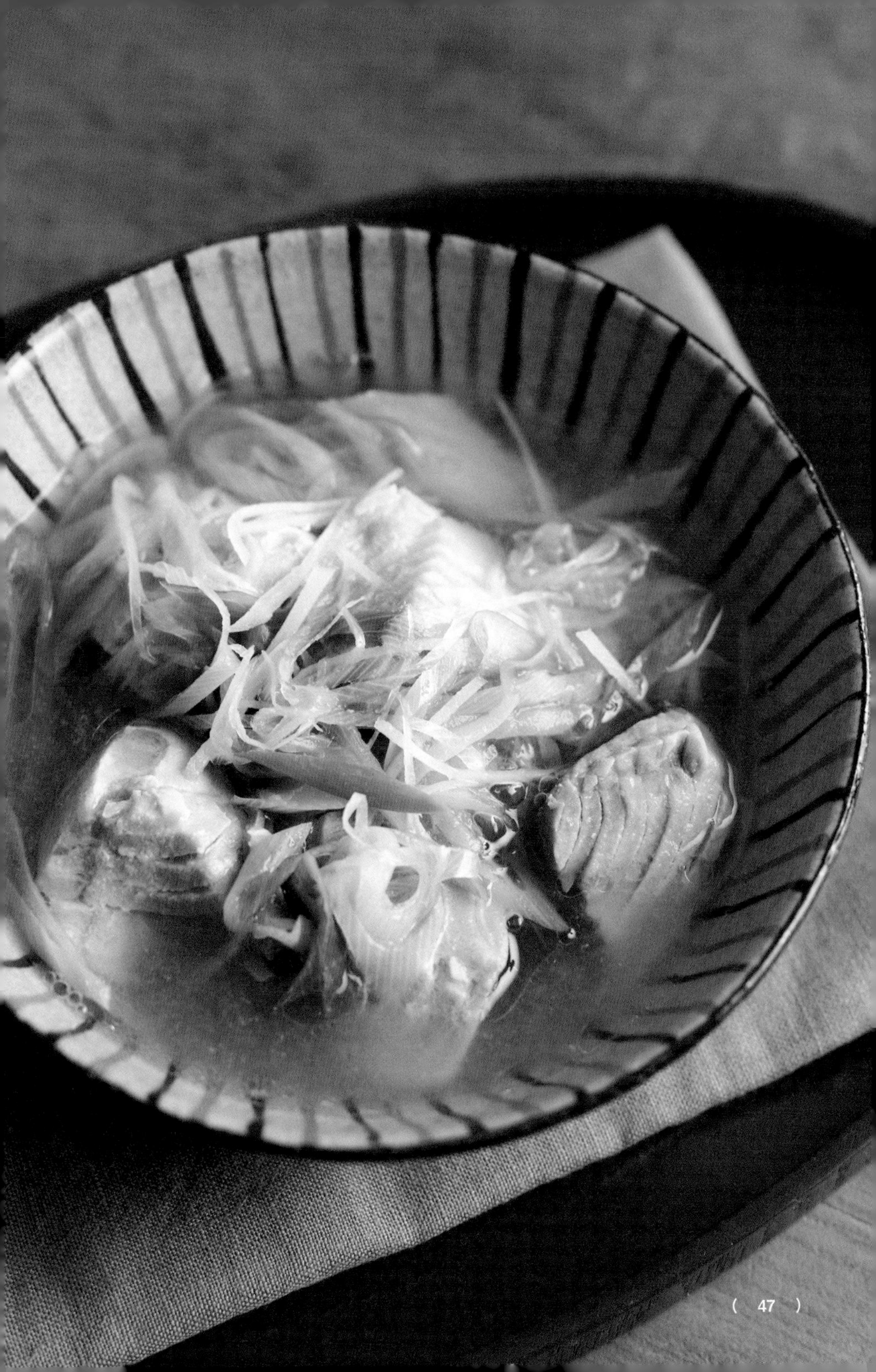

えのき団子とねぎのスープ

食物繊維が豊富で低カロリーのえのきを練り込んだ肉だんごは、
食べ応え十分で、とってもヘルシー。
細かく切ったえのきを最初に醤油と片栗粉で揉んで、
しんなりさせてから鶏ひき肉と混ぜるのがコツ。

材料（2人分）

A
- えのき（みじん切り）……1/2袋（100g）
- 醤油……大さじ1
- 片栗粉……大さじ1

B
- 鶏ひき肉……150g
- しょうが（すりおろし）……1かけ

C
- 水……300cc
- 昆布（あれば）1×5センチのもの……1枚
- 醤油……大さじ1

長ねぎ*（斜め切り）……1本
柚子こしょう……適宜

作り方

① Aをポリ袋に入れ、袋の上から揉む。
② Bを入れて混ぜる。
③ Cを鍋に入れて火にかける（昆布はキッチンばさみで細く切る）。
④ 沸騰したら、②の袋の口を縛り、角を切って絞り出して入れる。
⑤ 肉団子に火が通ったらねぎを入れてサッと煮て、
お好みで柚子こしょうを入れる。

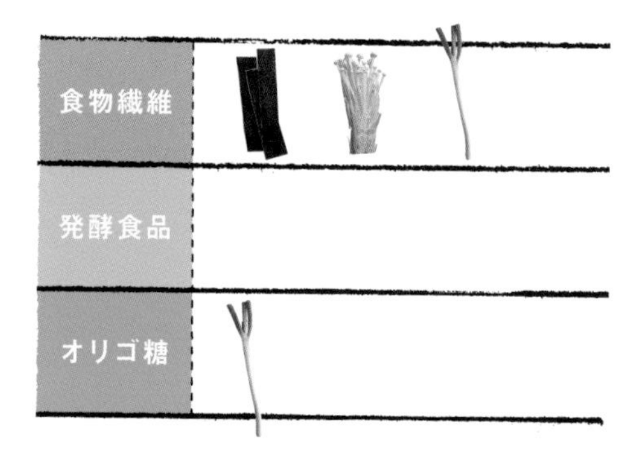

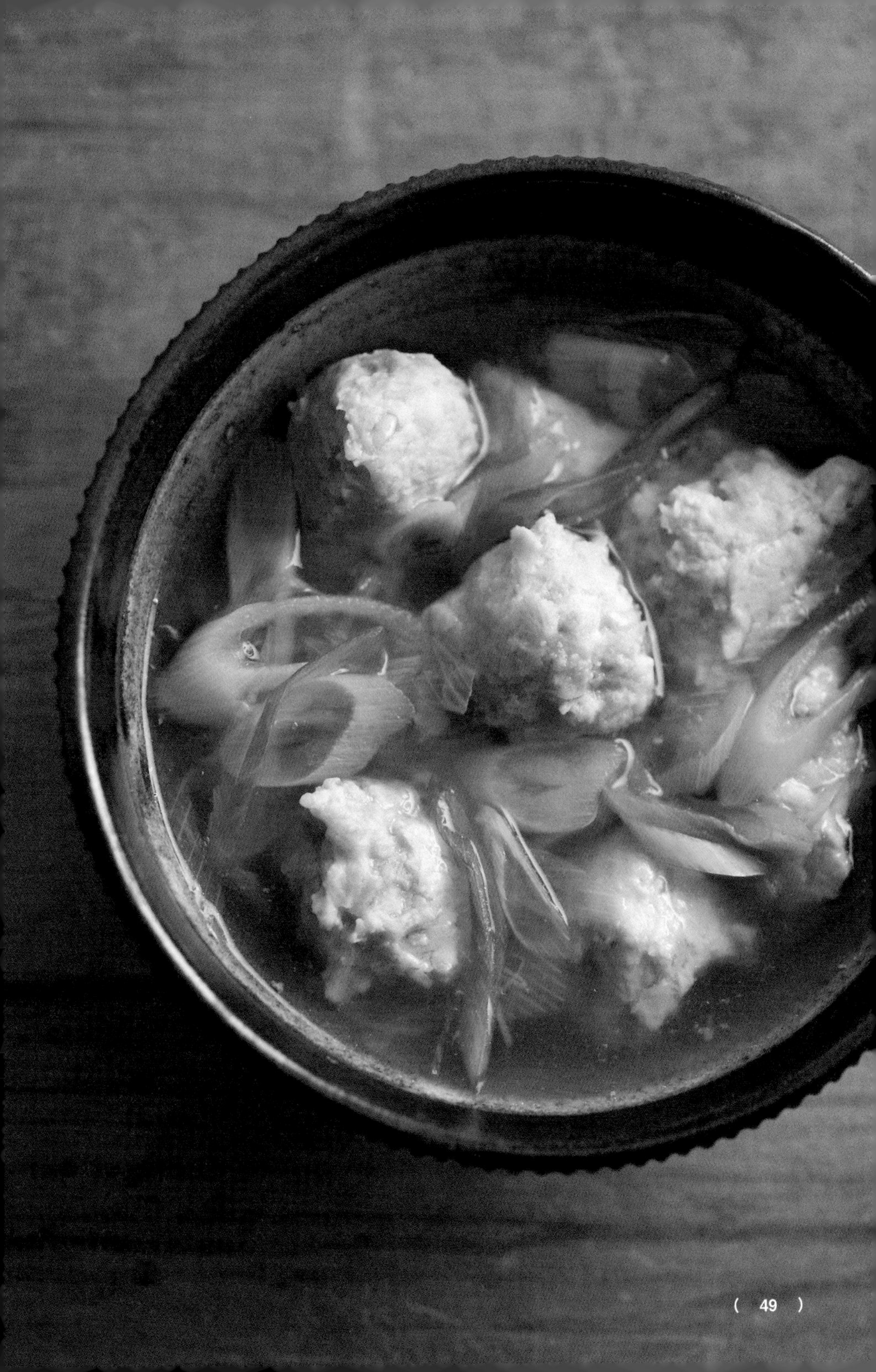

ささみとわかめの中華スープ

低脂肪で良質なたんぱく質をしっかりとれるささみ。
スープの具でありながら、とても品のいいうま味が出ます。
あらかじめ塩と片栗粉を揉みこんでおくことでパサつかず、
つるんとした食感になります。

材料（2人分）

A
- ささみ（一口大のそぎ切り）……2本
- 塩……少々
- 片栗粉……小さじ1

B
- 水……300cc
- 昆布（あれば）1×5センチのもの……1枚
- しょうが（すりおろし）……1かけ
- 醤油……大さじ1/2

カットわかめ……2つまみ（4g）
長ねぎ*（小口切り）……1/2本
ごま油、こしょう……各適量
柚子こしょう……適宜

作り方

① Aのささみは筋を取ってそぎ切りにし、塩と片栗粉をもみ込む。
② Bを鍋に入れ、ふたをして火にかける（昆布はキッチンばさみで細く切る）
③ 沸騰したら①のささみを入れ、ささみに火が通ったら
カットわかめを入れて煮る。
④ ごま油とこしょうを入れる。
お好みで柚子こしょうを入れる。

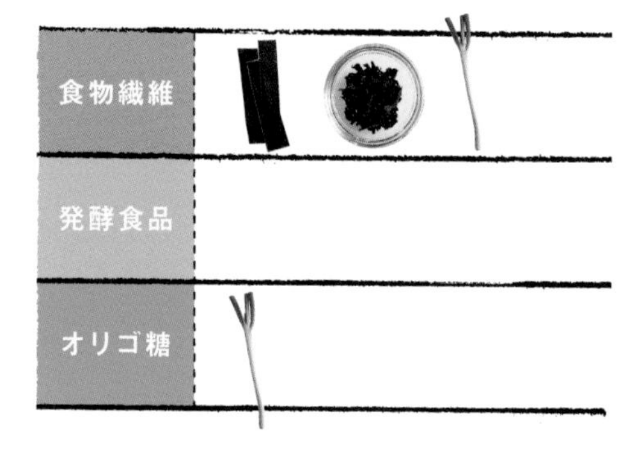

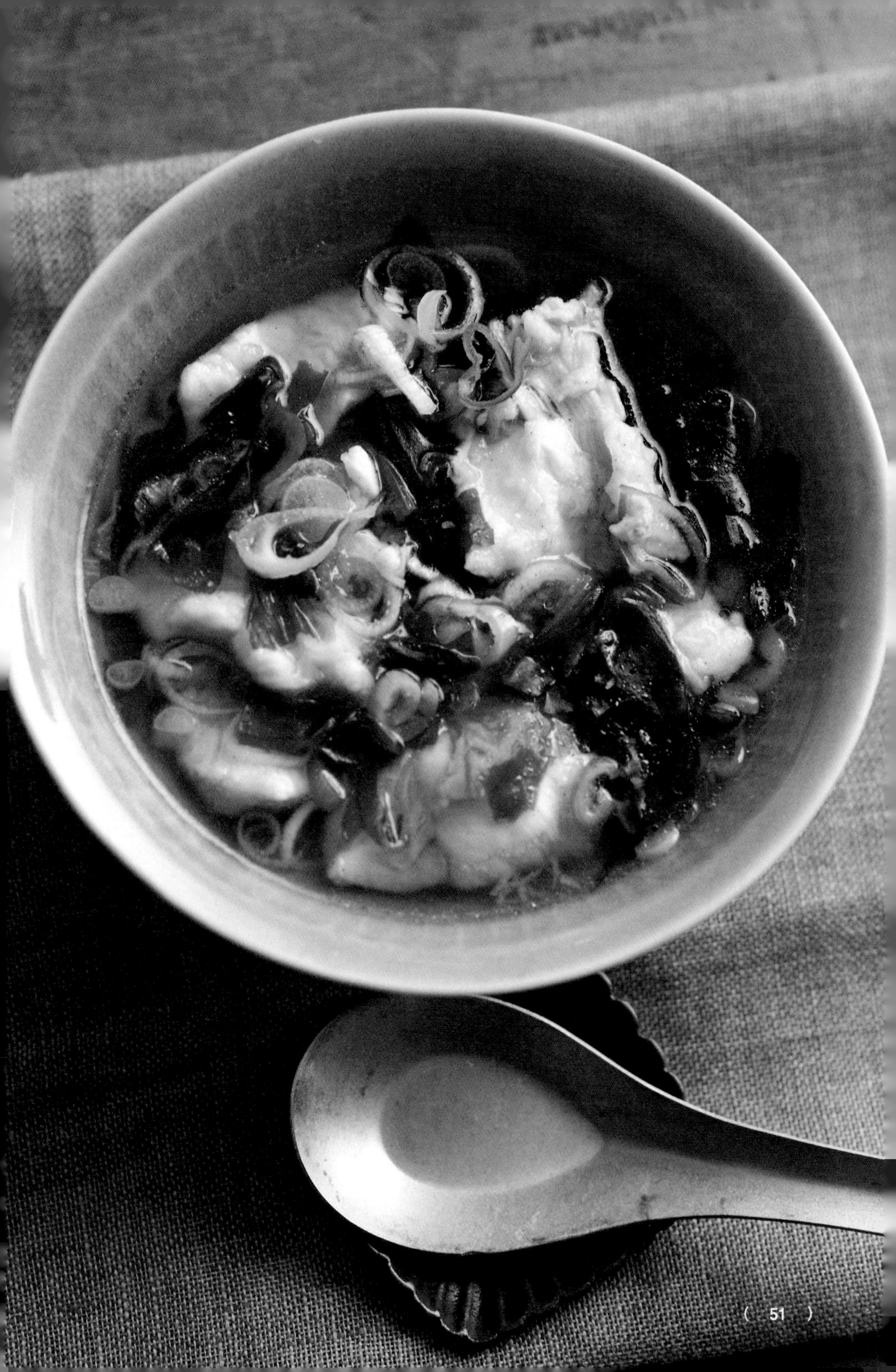

鶏むね肉とオクラのこしょうスープ

低脂肪でたんぱく質豊富な鶏むね肉ですが、
スープの具にするとパサつきやすいのが難点。
あらかじめ片栗粉と塩を揉み込んでおけば、
煮込んでもパサつかず、しっとりおいしく仕上がります。

材料（2人分）

A
- 鶏むね肉……小1枚
- 塩……小さじ1/2
- 片栗粉……小さじ1/2

B
- 水……300cc
- 昆布（あれば）1×5センチのもの……1枚

オクラ（小口切り）……8本
冷凍コーン*……大さじ4
醤油……小さじ1〜2
粗びきこしょう……適量

作り方

① Aの鶏むね肉は皮を取り、食べやすい大きさのそぎ切りにし、塩と片栗粉を揉みこむ。
② Bを鍋に入れて火にかける。（昆布はキッチンばさみで細く切る）
③ 沸騰したら①の鶏肉を入れる。
④ 鶏肉の色が変わったら、オクラとコーンを入れてサッと煮る。
⑤ 醤油で味を調え、仕上げに粗びきこしょうを入れる。

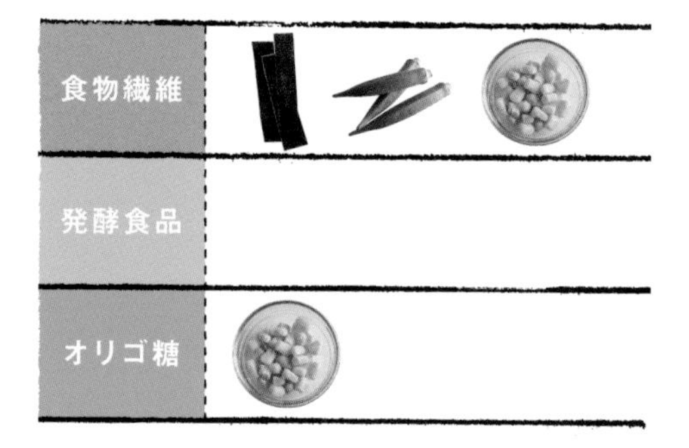

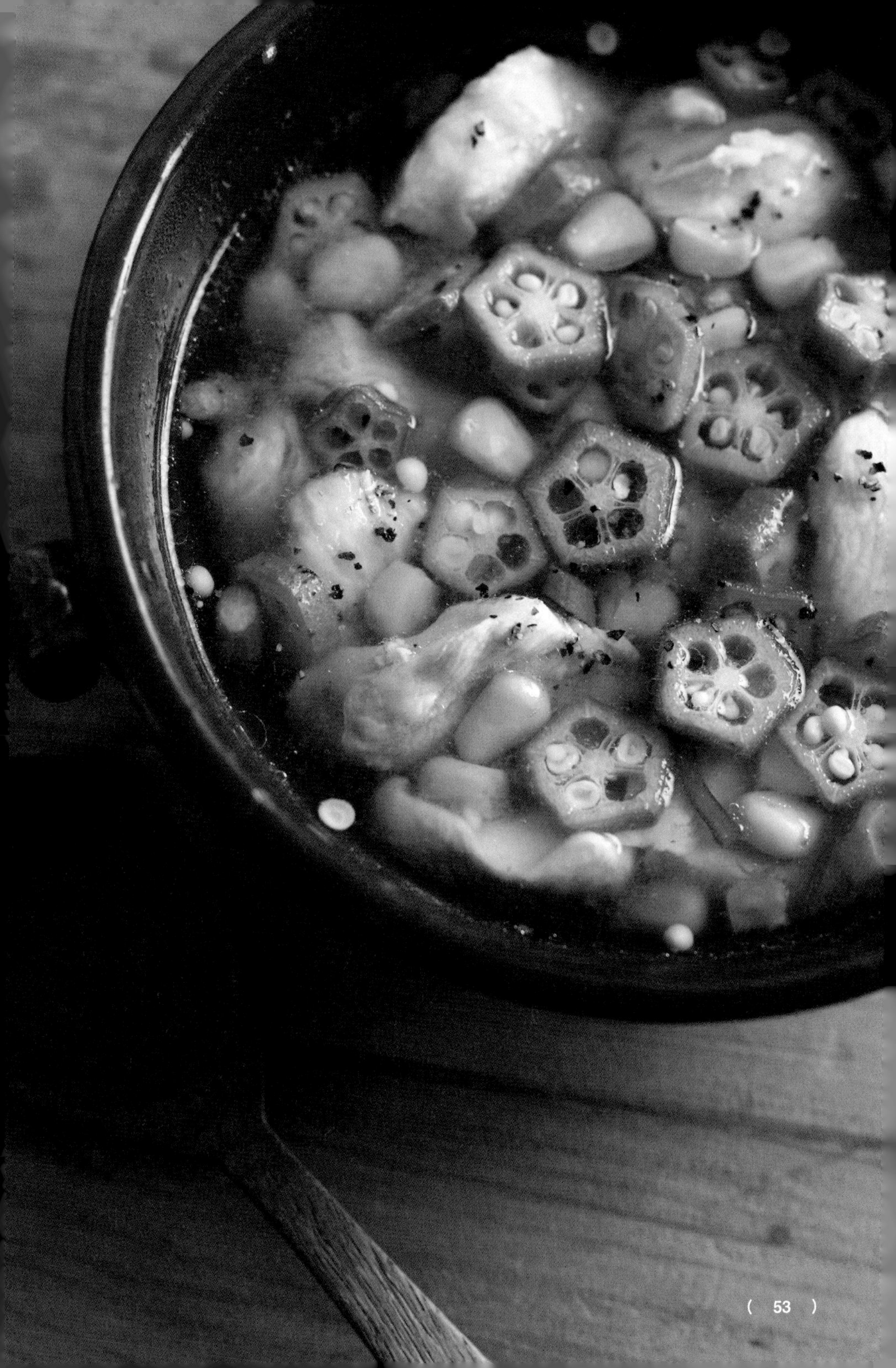

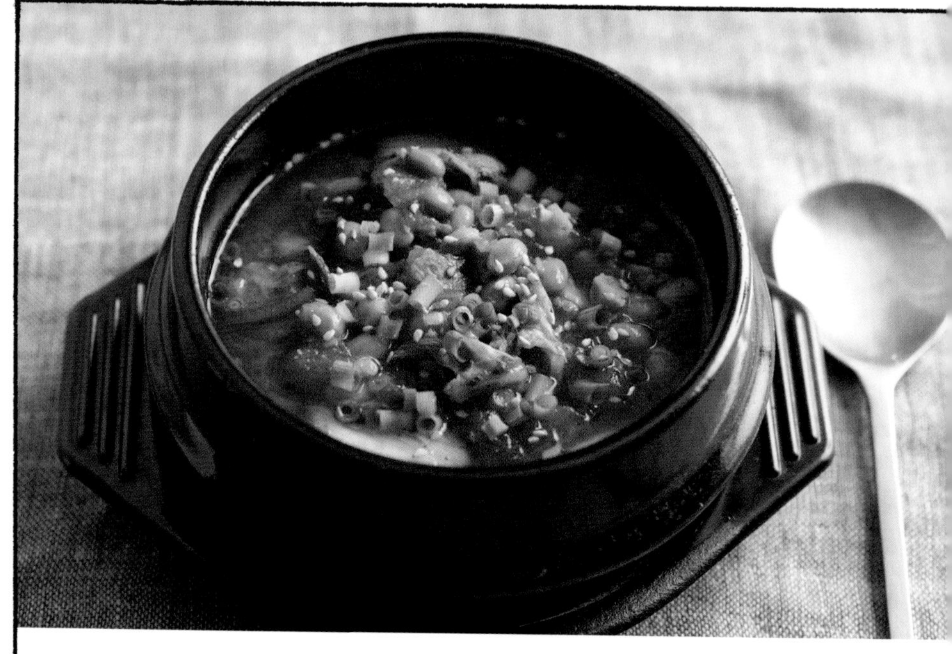

トマト納豆チゲ

食物繊維が豊富な発酵食品の納豆。
スープに入れるときは最後に加え、
サッと加熱すると、
においも気になりません。
トマトとキムチでうま味もたっぷりです。

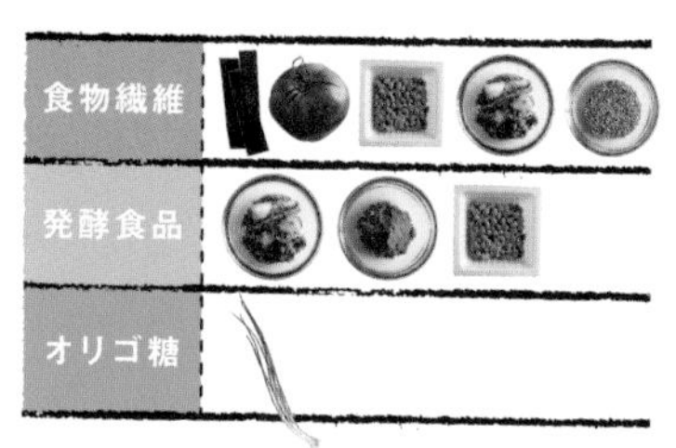

材料（2人分）

A
- 水……300cc
- 昆布（あれば）1×5センチのもの……1枚
- トマト（ザク切り）……1個

しょうが（すりおろし）……1かけ
納豆*……1パック
白菜キムチ*……適量
味噌……大さじ1
ごま油、炒りごま……各適量
青ねぎ（小口切り）……適量

作り方

① Aを鍋に入れ、ふたをして火にかける。（昆布はキッチンばさみで細く切る）
② 沸騰したら、白菜キムチ、しょうが、納豆を入れ、ひと煮立ちしたら、味噌を溶き入れ、ごま油、炒りごまを加える。
③ 器に盛り、青ねぎを散らす。

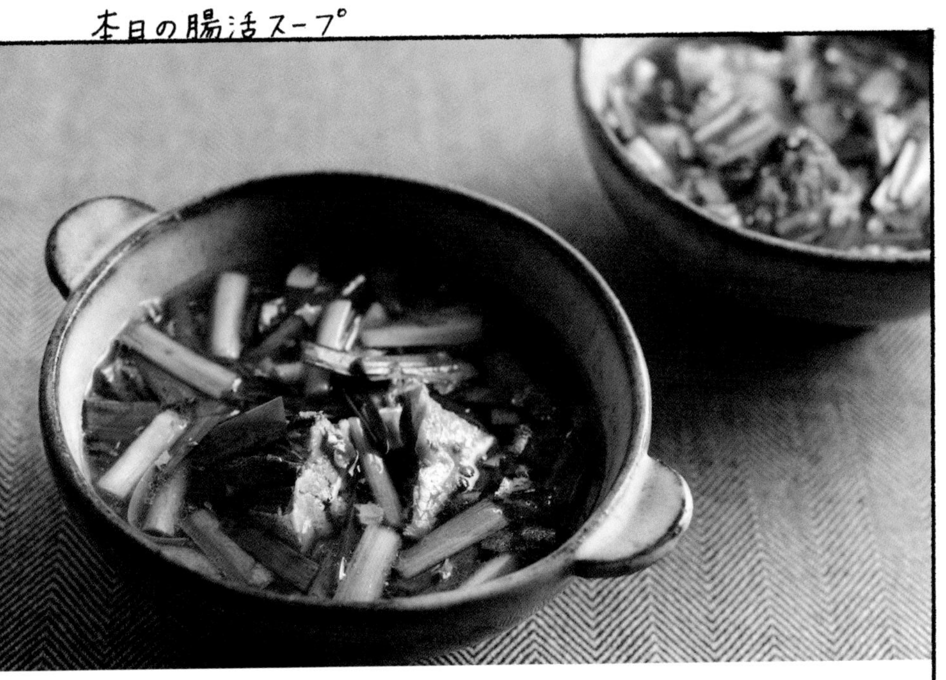

サバ缶とニラのピリ辛スープ

サバのうま味が溶け出した
缶汁ごと鍋に入れて煮るだけ。
簡単なのにうま味たっぷりで、
食物繊維もビタミン、ミネラルも
たっぷり摂れる、優秀な腸活スープです。
豆板醤の代わりに
ラー油や七味唐辛子でも。

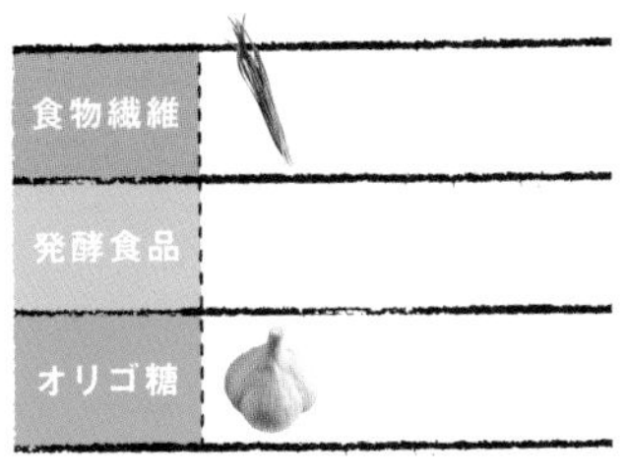

材料（2人分）

A
- サバ水煮缶……1缶（缶汁ごと）
- しょうが（すりおろし）……1かけ
- ニンニク（すりおろし）……1かけ
- 水……300cc

ニラ（ザク切り）……1袋
豆板醤……小さじ1/2
醤油……大さじ1
ごま油……適量

作り方

① Aを鍋に入れて火にかける。
② 沸騰したらサバの身を崩して、ニラと豆板醤を入れる。
③ 醤油で味を調え、ごま油を回し入れる。

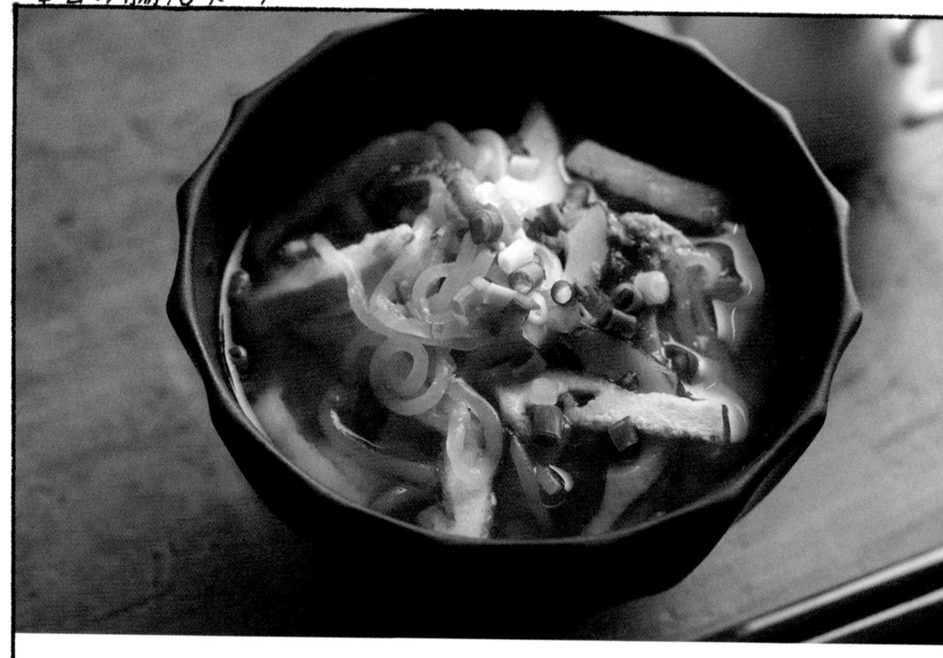

こんにゃくヌードルスープ

低糖質の糸こんにゃくが麺代わり。
ダイエットの強い味方です。
あらかじめ乾煎りすることで臭みが抜け、
プリッとした食感に仕上がります。
ちくわと油揚げの食感も楽しいスープ。

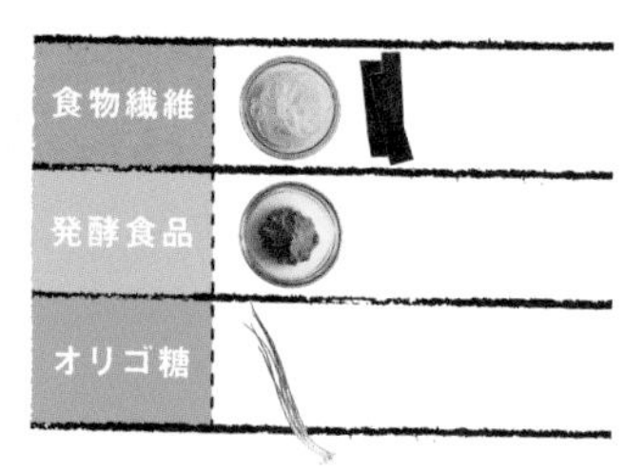

材料（2人分）

糸こんにゃく（食べやすい長さ）……200g

A
- 水……300g
- 昆布（あれば）
  1×5センチのもの……1枚
- 油揚げ（細切り）……1枚
- ちくわ（細切り）……2本

味噌……大さじ1
かつお節……1パック（4g）
ごま油……適量
青ねぎ（小口切り）……適量

作り方

① 鍋にこんにゃくを入れて火にかけ、乾煎りする。
② 水分が飛んでプリッとなったらAを入れて煮る。
（昆布はキッチンばさみで細く切る）
③ 5分くらい煮たら、火を止めて味噌を溶き入れ、かつお節を加える。
④ 器に盛って、青ねぎを散らし、ごま油を回しかける。

本日の腸活スープ

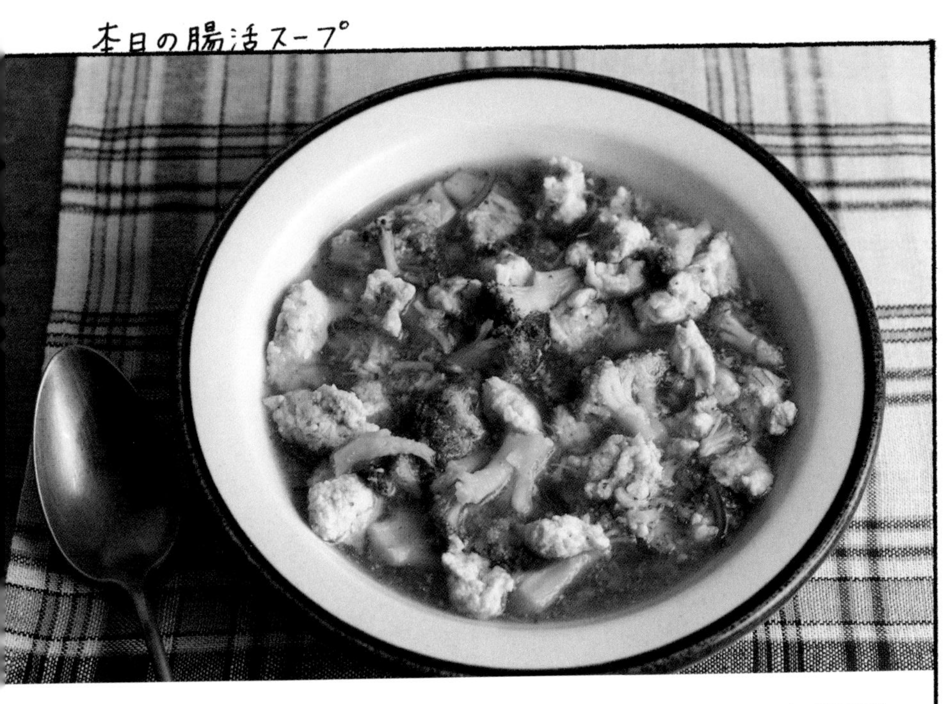

ほろほろブロッコリーのスープ

豊富な食物繊維とオリゴ糖を含む
ブロッコリーは腸活パワーたっぷりの
優秀野菜です。
スープにはほろっと崩れるくらいの
柔らかさがおいしいですね。
鶏ひき肉でコクのあるチキンスープになります。

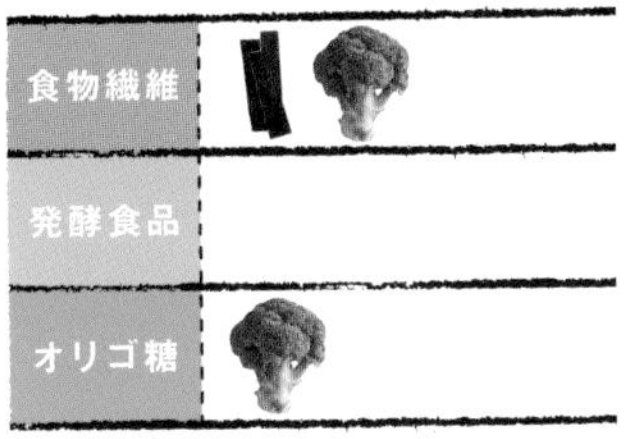

材料（2人分）

A
- 水……300cc
- 昆布（あれば）1×5センチのもの……1枚
- 塩……小1/2
- ブロッコリー*（小房に分ける）……1/2株

B
- 鶏ひき肉……150g
- しょうが（すりおろし）……1かけ
- 醤油……小さじ1
- 片栗粉……大さじ1/2

オイスターソース……小1
ごま油、こしょう……各適量

作り方

① Aを鍋に入れ、ふたをして煮る。（昆布はキッチンばさみで細く切る）
② Bを混ぜておく。
③ ブロッコリーが柔らかくなったら軽くつぶす。
④ Bをスプーンですくって入れて煮る。
⑤ オイスターソースで味を調え、ごま油とこしょうを振る。

本日の腸活スープ

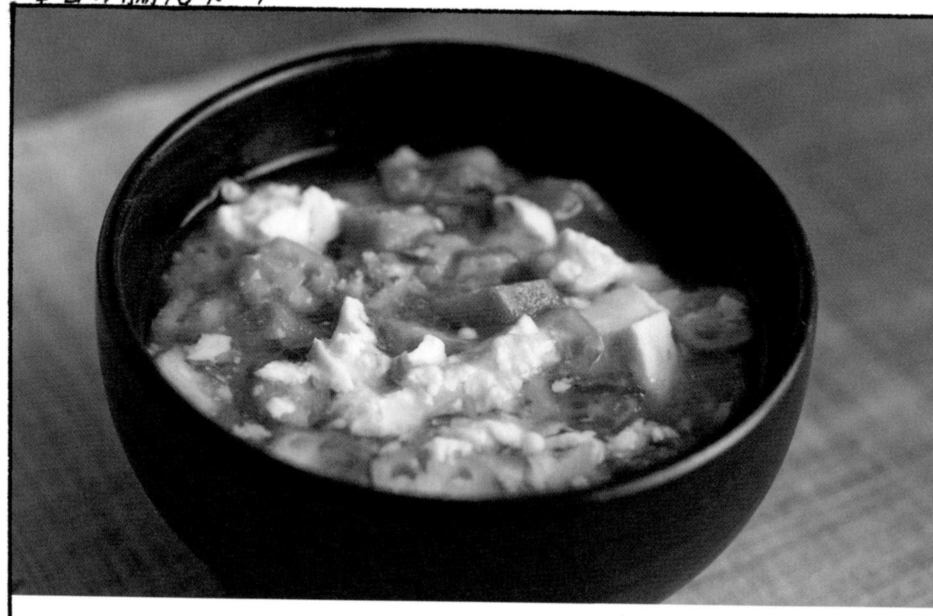

くずし豆腐とオクラの味噌汁

水溶性と不溶性との食物繊維を
バランスよく含むオクラは
調理が簡単ですぐに火が通るから、
手早く腸活したいときの味方です。
豆腐と組み合わせると、
ヘルシーで食べ応えのある
スープになります。

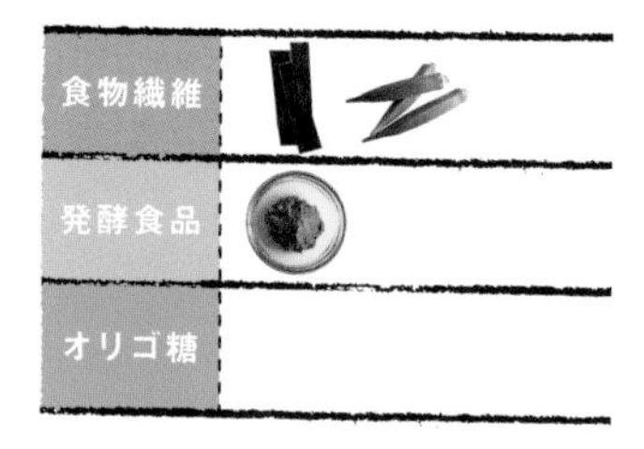

材料（2人分）

A
- 水……200cc
- 昆布（あれば）1×5センチのもの……1枚
- 豆腐（手でつぶす）……1/2丁

オクラ……8本（小口切り）
味噌……大さじ1
かつお節……1パック（4g）

作り方

① Aを鍋に入れて火にかける。（昆布はキッチンばさみで細く切る）
② 沸騰したら、オクラを入れてサッと煮る。
③ 火を止めて味噌を溶き入れ、かつお節を加える。

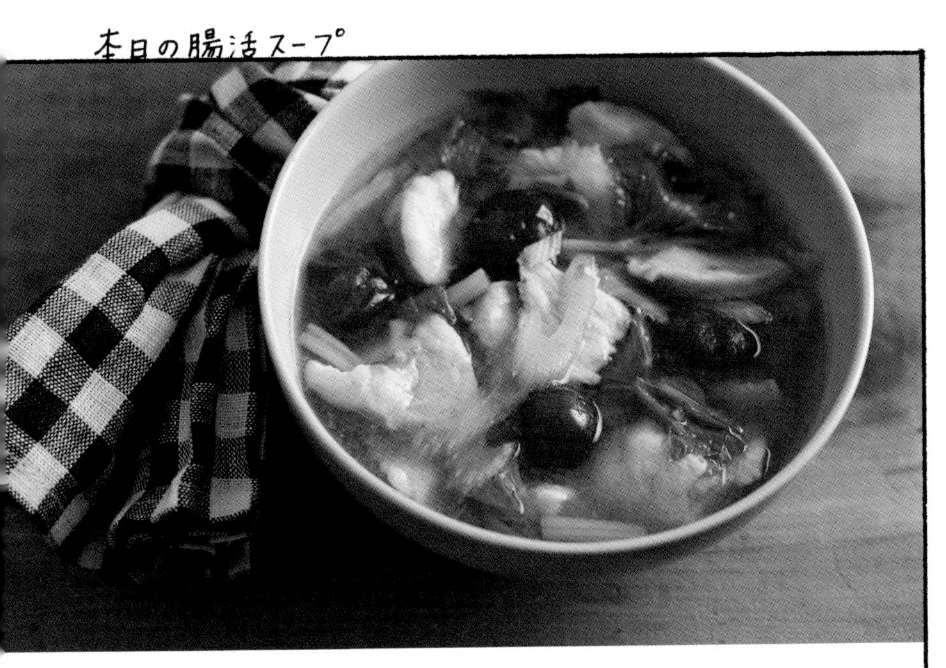

鶏むね肉とセロリのエスニックスープ

低カロリー高たんぱく質の鶏むね肉。
塩と片栗粉を揉みこんでおくことで、
煮込んでもしっとり
柔らかく食べられます。
加熱したミニトマトの食感や、
セロリの爽やかな香りもごちそうです。

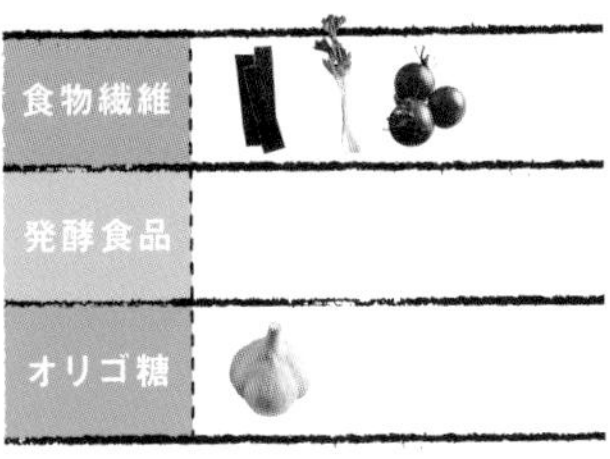

材料（2人分）

A
- 鶏むね肉……小1枚
- 塩……小さじ1/2
- 片栗粉……小さじ1/2

B
- 水……300cc
- 昆布（あれば）1×5センチのもの……1枚
- ニンニク（粗みじん切り）……1かけ

- セロリ……1本
- ミニトマト……10個
- ナンプラー……小さじ1〜2
- みりん……小さじ1
- ごま油、こしょう……各適量

作り方

① Aの鶏むね肉は皮を取って一口大のそぎ切りにし、塩と片栗粉を揉みこむ。

② セロリは葉と軸に分け、葉はザク切り、軸は斜め薄切りにする。

③ Bとセロリの軸を鍋に入れて火にかける。（昆布はキッチンばさみで細く切る）

④ 沸騰したら①の鶏むね肉とトマトを入れて煮る。（3〜5分）

⑤ ナンプラーとみりんで味を調え、セロリの葉を入れる。

⑥ ごま油とこしょうを振る。

Column 3

おいしくきまる！
味付けのコツ

毎回、同じ味にならない理由

同じように作っても、おいしくできる日もあれば、ちょっと薄く感じる日もあります。味の感じ方は、その日の体調や好みによって変わります。疲れていたり、スポーツなどでいっぱい汗をかいたりすれば、濃い味を欲します。一緒に食べるおかずが、味の濃い物だったりすると、最初はおいしく感じたスープの味が、途中から急に薄くなったりすることもあります。レシピ通りに作っても、その日によって、また食べる人によって感じ方が違うのは、当たり前なのです。

最後の味見は大事です

この本のスープは、ちょっと薄味に仕上げてあります。うま味をしっかり入れているので、薄味でもおいしく感じるはずですが、人それぞれ、おいしいと思う濃さは違うので、最後に味見をして、足りないようなら少し味を足してくださいね。薄味になれるのは大事な事ですが、やっぱりおいしいなと思って飲むのが一番ですから。

味を濃くしなくても、おいしくできる方法があるのです

味が薄いなと思った時、調味料を足す以外に、おいしくする方法があるんです。香り、辛味、酸味、うま味と甘みを、ちょっとプラスするだけで、物足りなさがウソみたいになくなったりします。

香り

香りがあると、味の薄さが気になりません。なので、最後にねぎやしょうがを入れたり、こしょうや山椒の粉をかけたりすると、物足りなさがなくなります。

辛味

カレー粉、ラー油、七味唐辛子などの辛味は、薄味をごまかしてくれます。器に盛ってから一振り、または食べている途中で一振りしてみてください。

酸味

酸味はうま味を際立たせてくれる優れものです。他のおかずの味に負けてスープの味が薄く感じたら、酢やレモン汁を入れてみると、味の薄さが嘘みたいになくなります。

うま味と甘み

コクが足りなくて薄く感じる場合は、かつお節を追加で入れてうま味をアップさせたり、みりんを足してみるのもおすすめです。まろやかな甘みでコクがアップし、ぐっとおいしくなります。

part 4

お疲れモードの心と体に……

癒やしの腸活スープ

疲れるんです。毎日毎日、本当に疲れる。
ヘロヘロになっているときこそ
腸活スープで元気を回復しませんか。
腸活パワーがたっぷり入ったスープは、
おなかにも心にもやさしい。ちょっと風邪気味のときや、
飲みすぎて今日はちょっと……ってときも、
イヤなことがあって気分が落ち込むときも、
あったかとろとろスープはいいですよ。
おなかの中からじわじわ効いてきて、
明日はきっと元気になっているはず。

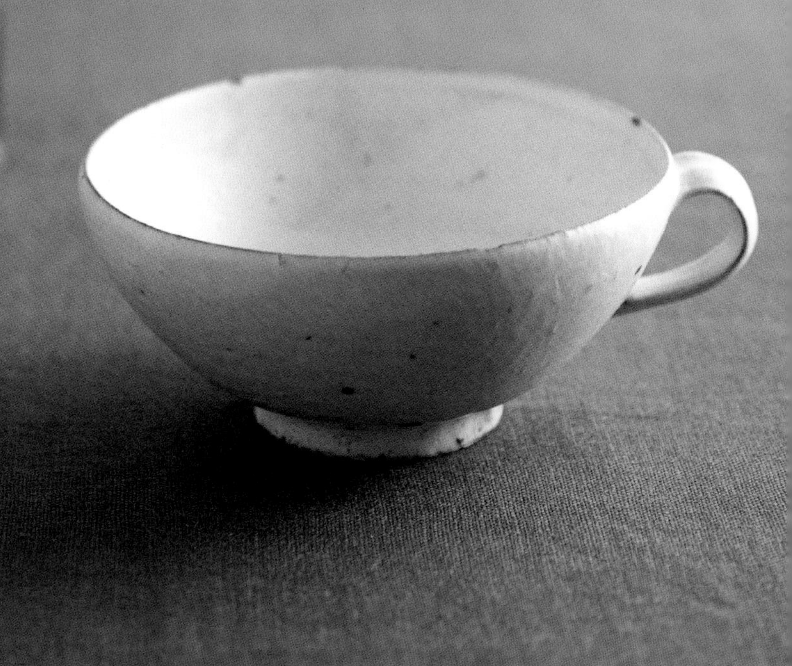

きのこ梅とろろ汁

しめじのつるんとした食感と梅干しの酸味、
長芋のふわとろ感がなんともおいしいスープです。
長芋は皮をむいてポリ袋に入れて叩いたら、
袋の角を切って絞り出すだけ。
手も汚れず洗い物も出ません。

材料（２人分）

A
- 水……300cc
- 昆布（あれば）1×5センチのもの……１枚
- 梅干し……１個
- しめじ（小房に分ける）……１パック

長芋……100g
味噌……大さじ１
かつお節……１パック（4g）
わさび……適量

作り方

① Ａを鍋に入れ、ふたをして火にかける（昆布はキッチンばさみで細く切る）。
② 長芋は皮をむき、ポリ袋に入れて麺棒で叩いて砕き、口を縛る。
③ ①のしめじに火が通ったら梅干しをつぶし、かつお節を入れ、味噌で味を調える。
④ ②の袋の角を切り、絞り出して入れる。
⑤ 梅干しの種を取り除いて器に盛り、わさびを添える。

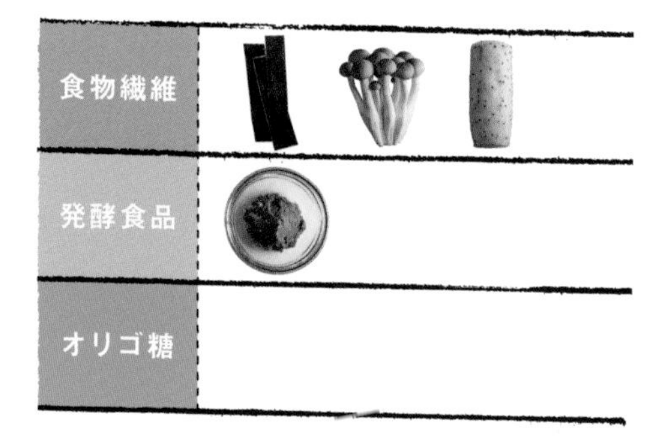

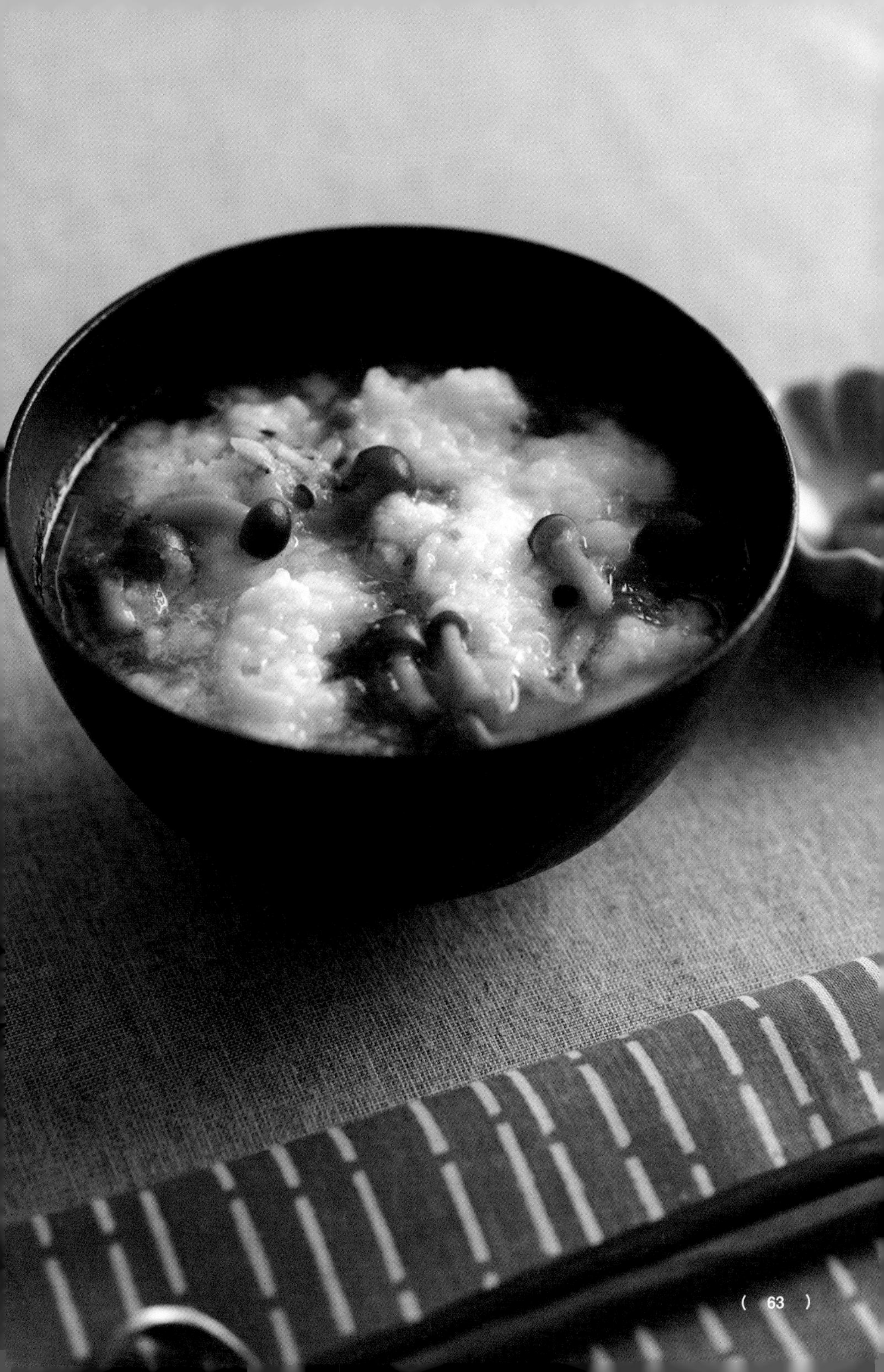

にんじんのせん切りスープ

にんじんは水溶性と不溶性の食物繊維をバランスよく摂れる野菜です。
皮ごとせん切りにすることで無駄なく栄養が摂れます。
ちりめんじゃこがうま味代わりになり、
溶けたチーズと絡んでクセになるおいしさ。

材料（2人分）

A
- にんじん（せん切り）……1本
- ちりめんじゃこ……20g

B
- しょうが（すりおろし）……1かけ
- 塩……小さじ1/4
- 水……300cc

ピザ用チーズ……適量
オリーブオイル……適量
粗びきこしょう……適量

作り方

① 鍋を熱してオリーブオイルを入れ、Aを炒める。
② にんじんがしんなりしたらBを入れ、ふたをして煮る。
③ 5～10分くらい煮て、にんじんが柔らかくなったら、ピザ用チーズを入れる。
④ 器に盛って、粗びきこしょうを振る。

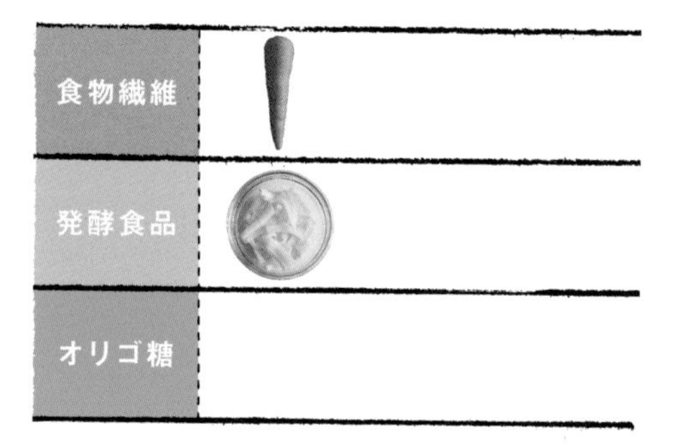

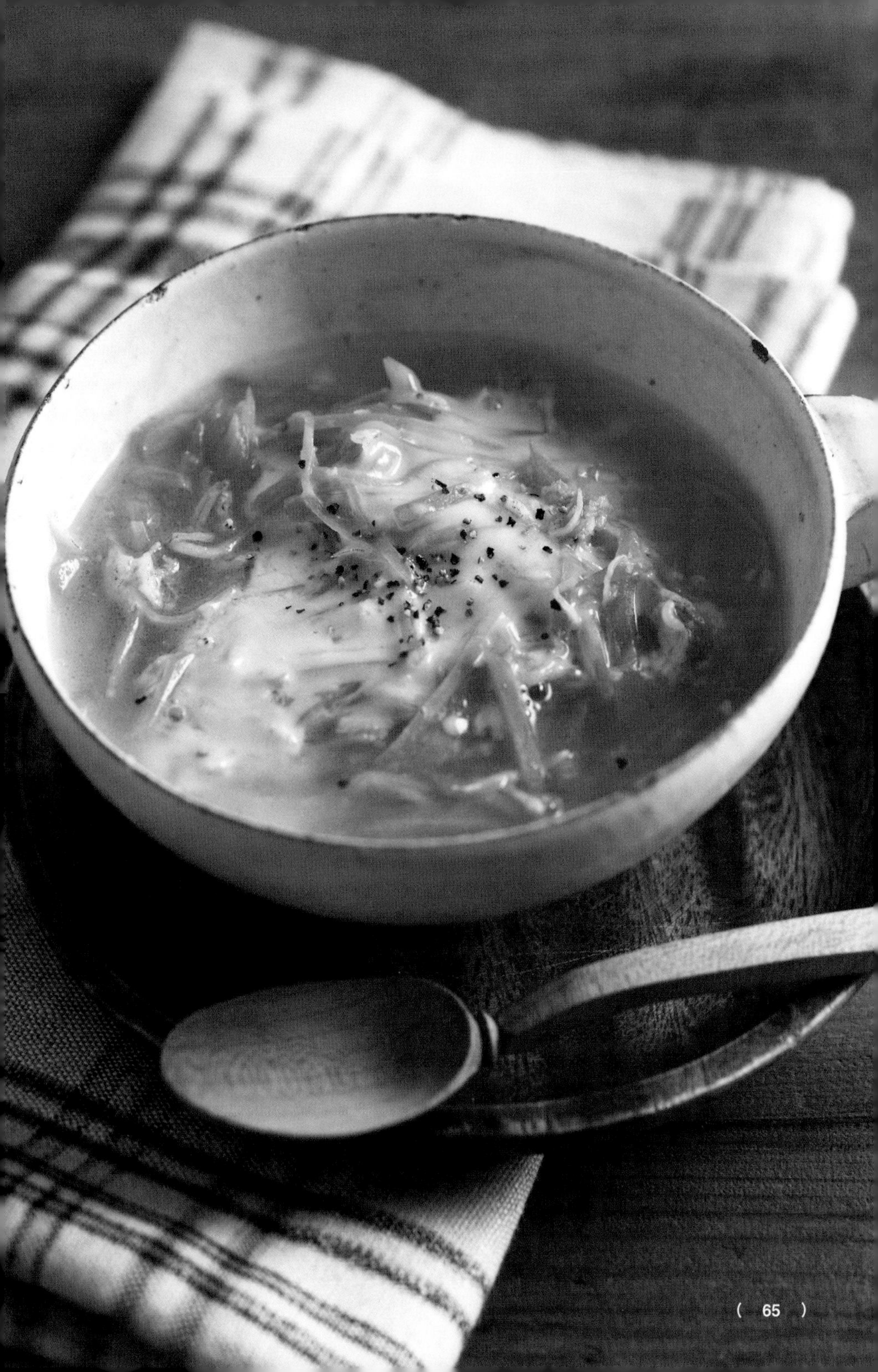

かぼちゃとトマトのポタージュ

かぼちゃは食物繊維をバランスよく含み、
βカロテンやビタミンCも豊富な優秀野菜。
トマトの水分を利用して蒸し煮にすれば、
ミキサーを使わず上手につぶれます。
冷凍かぼちゃを使ってもOKです。

材料（2人分）

ベーコン（細切り）……2〜3枚（50g）

A
- かぼちゃ（1センチ厚さのいちょう切り）……150g
- トマト（ザク切り）……1個
- 水……大さじ2〜3
- 塩……小さじ1/4

B
- 牛乳、または豆乳……200cc
- 片栗粉……小さじ1

オリーブオイル……適量

作り方

① フライパンにオリーブオイルを熱してベーコンを炒める。

② Aのかぼちゃとトマトを入れてサッと炒めてから、
水と塩も入れ、ふたをして蒸し煮にする。

③ かぼちゃが柔らかくなったら、木べらでつぶす。

④ Bを混ぜたものを入れ、とろみがつくまで混ぜながら火にかける。

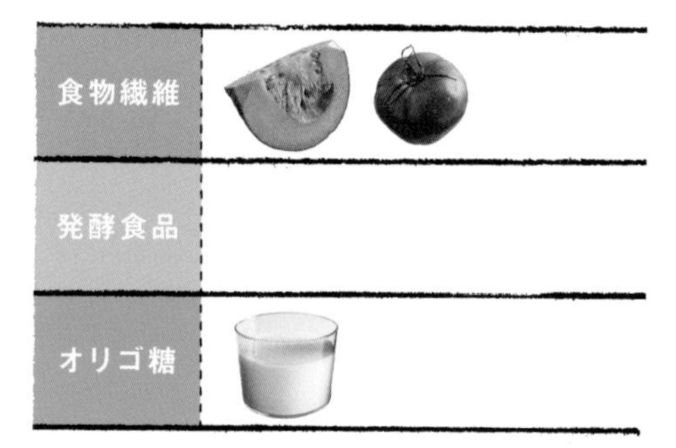

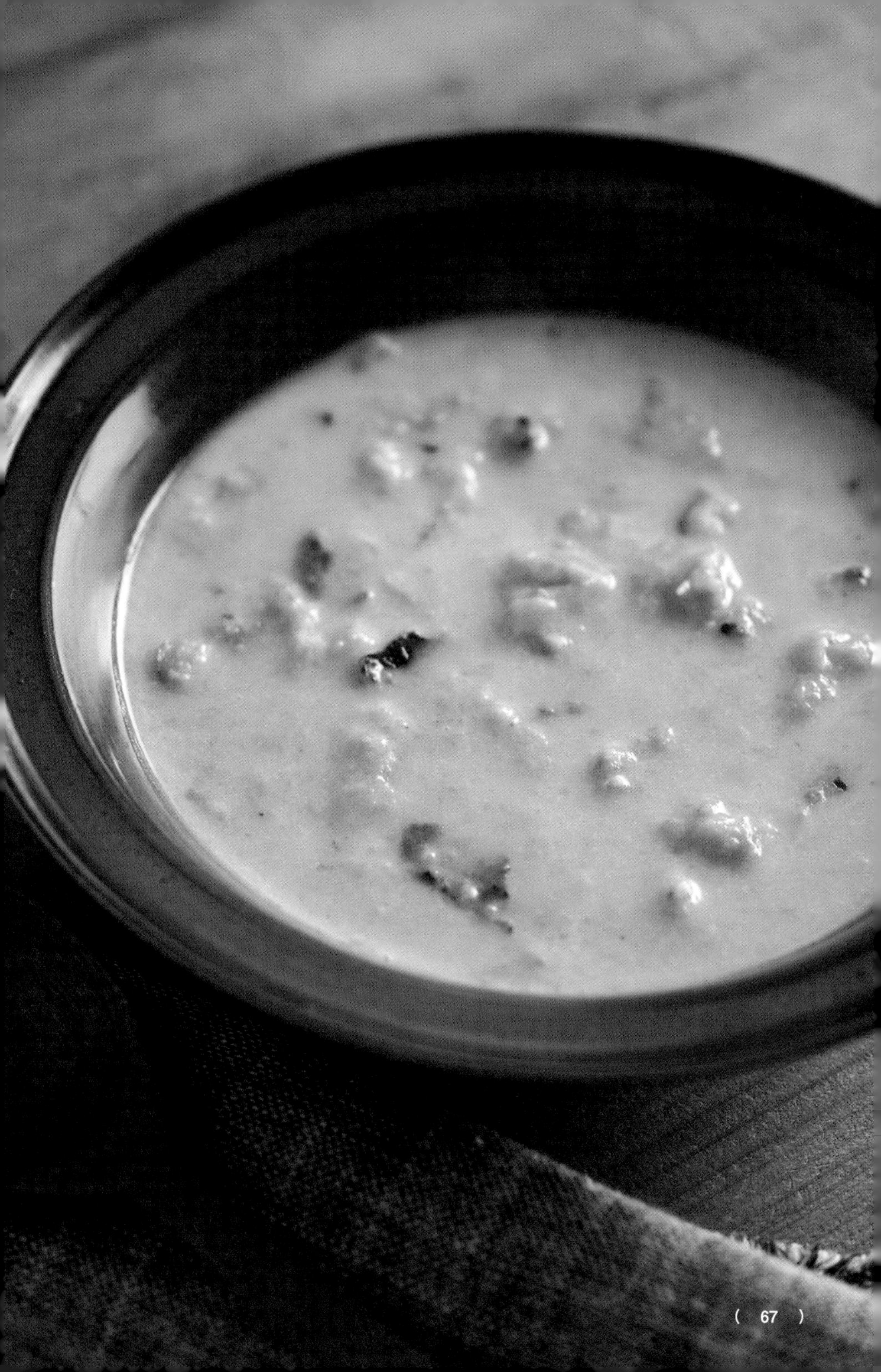

さつまいも酒かすポタージュ

さつまいもを蒸し煮にしてつぶすので、ミキサーなしで作れます。
酒かすはあらかじめレンジ加熱して柔らかくしておくのがコツ。
さつまいもの甘みと牛乳のコクで、酒かすの香りがまろやかに。
しょうががよく合います。

材料（2人分）

A
- 水……200cc
- 昆布（あれば）1×5センチのもの……1枚
- ハム（細切り）……3枚
- さつまいも……1/2本（150g）
- しょうが（すりおろし）……適量

B
- 酒かす*……50g
- 水……大さじ1

牛乳……100cc
味噌……大さじ1

作り方

① Aのさつまいもは皮ごと1センチ厚さのいちょう切りにし、表面のでんぷんを流水で洗い流す。

② Aを鍋に入れ、ふたをして火にかける。（昆布はキッチンばさみで細く切る）

③ Bを耐熱容器に入れ、ラップをして電子レンジに30秒ほどかけてから練る。

④ さつまいもが柔らかくなったら木べらでつぶし、牛乳を加え、③の酒かすを入れて混ぜる。

⑤ 火を止めて味噌を溶き入れる。

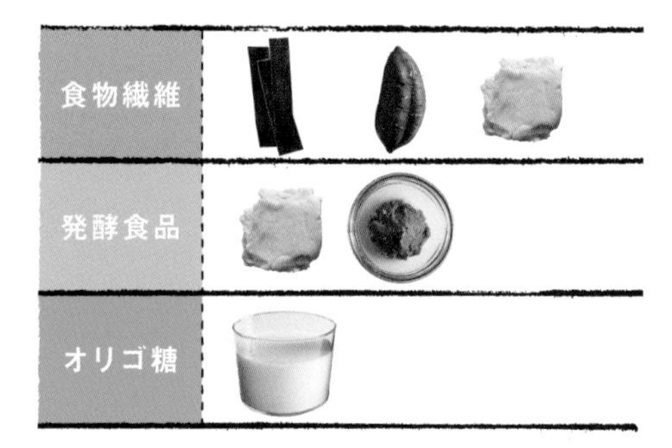

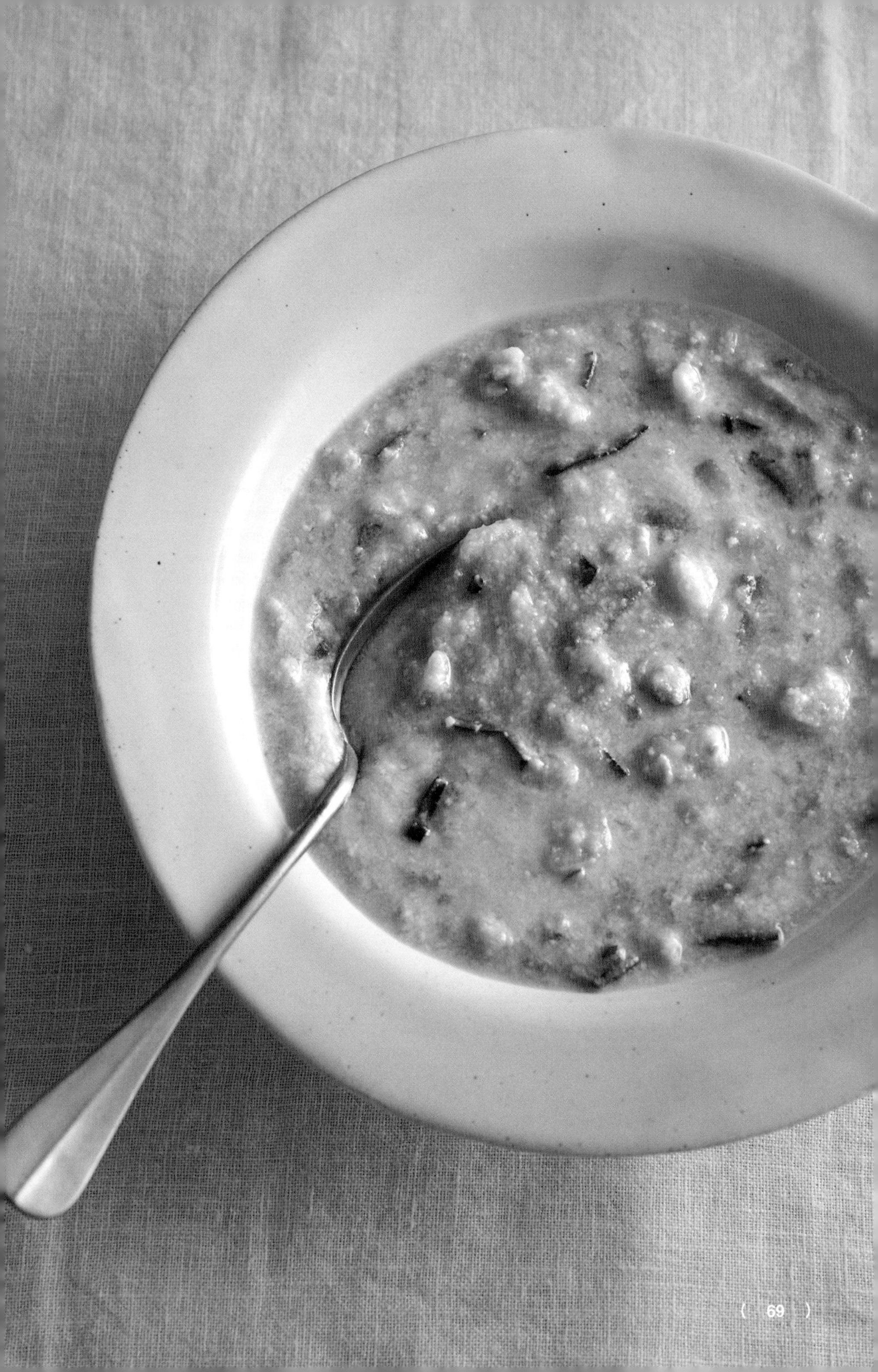

たっぷりねぎのチーズスープ

オニオングラタンスープ、ならぬ長ねぎグラタンスープです。
玉ねぎのようにじっくり炒めなくても、
すぐにトロリと柔らかくなるのが長ねぎのいいところ。
青い部分も栄養豊富なので、まるごと使ってくださいね。

材料 （2人分）

ベーコン（細切り）……2〜3枚（50g）
長ねぎ*（小口切り）……2本
A｜水……300cc
｜昆布（あれば）1×5センチのもの……1枚
｜醤油……大さじ1
ピザ用チーズ……適量
オリーブオイル……適量
粗びきこしょう……適量

作り方

① 鍋にオリーブオイルとベーコンを入れて炒める。
② ベーコンからいい香りがしてきたら、ねぎを入れて炒める。
③ ねぎがしんなりしたらAを入れ、ふたをして煮る。
（昆布はキッチンはさみで細く切る）
④ ねぎがクタッとなったら、ピザ用チーズを入れる。
⑤ 器に盛って、粗びきこしょうを振る。

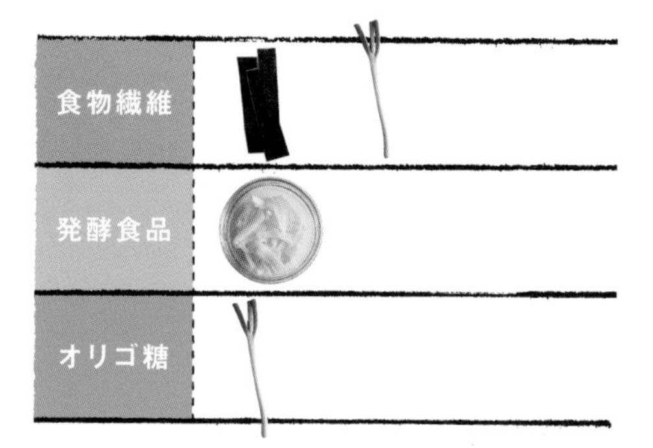

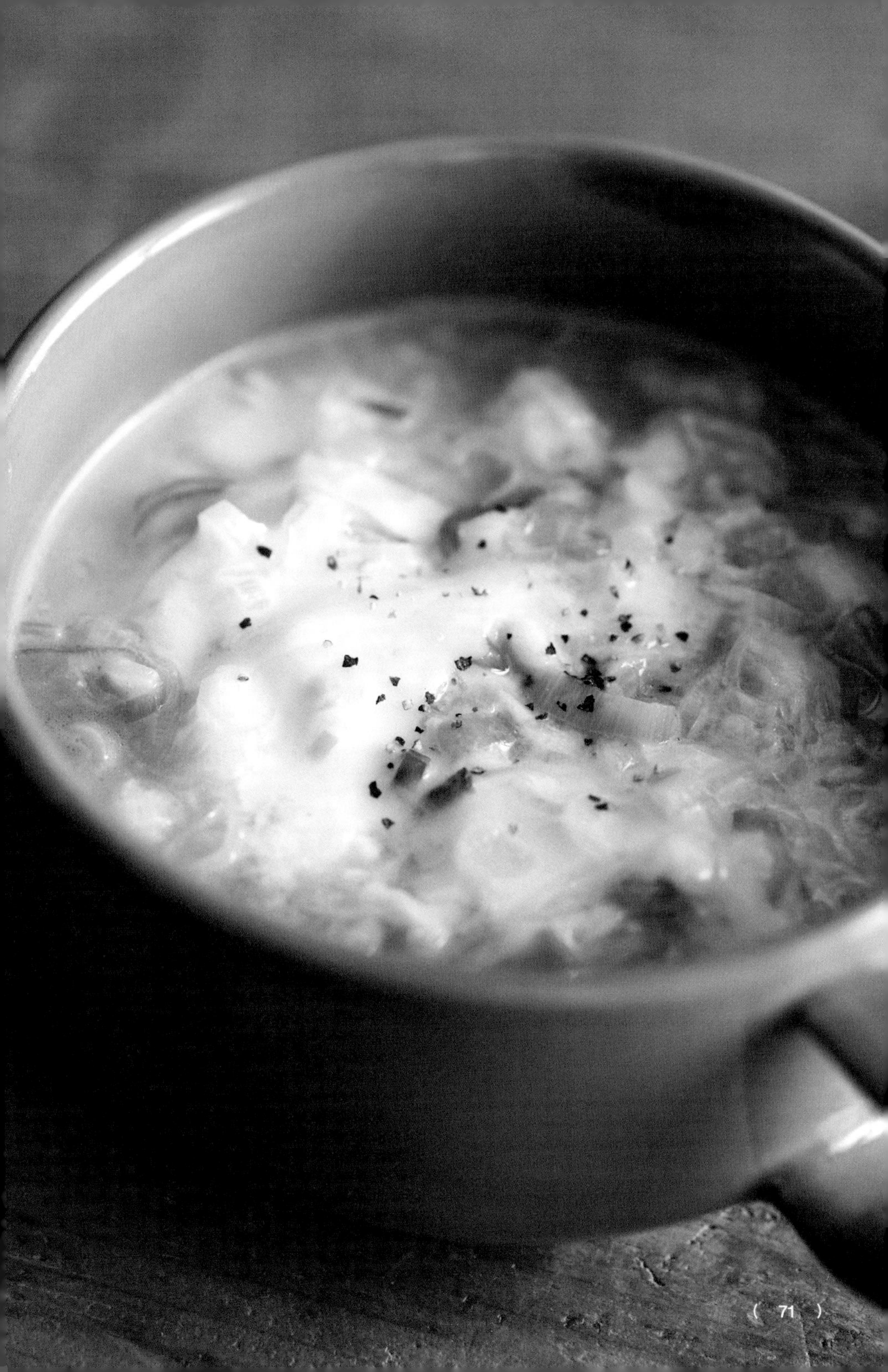

本日の腸活スープ

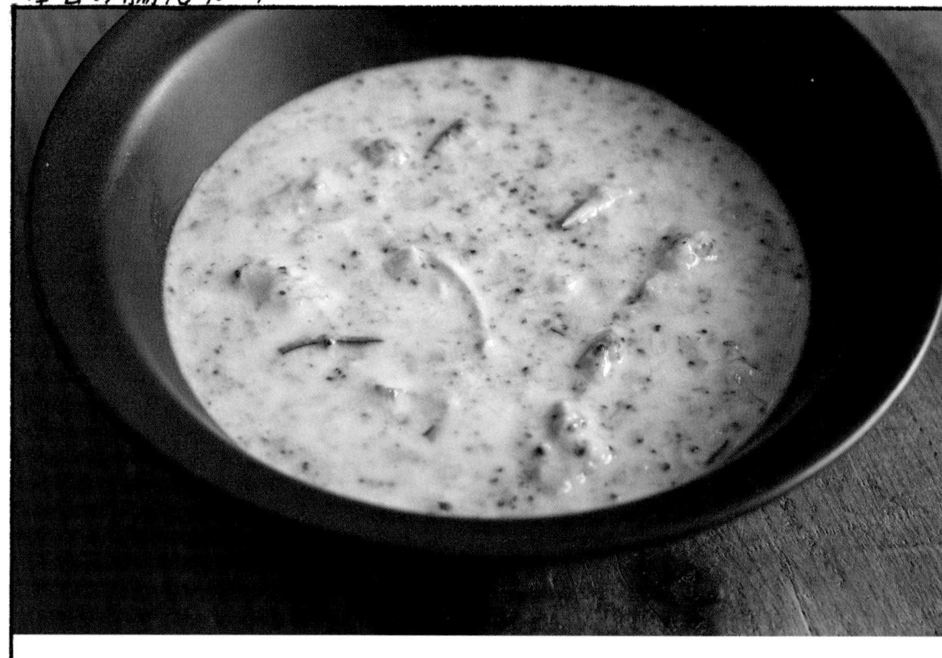

ブロッコリーとハムのチャウダー

豊富な食物繊維とオリゴ糖の
両方を含むブロッコリー。
蒸し煮にすれば、短時間で柔らかくなり、
簡単につぶすことができます。
牛乳＋片栗粉の簡単ホワイトソースを
入れるだけでチャウダーの出来上がり。
冷凍ブロッコリーでもおいしく作れます。

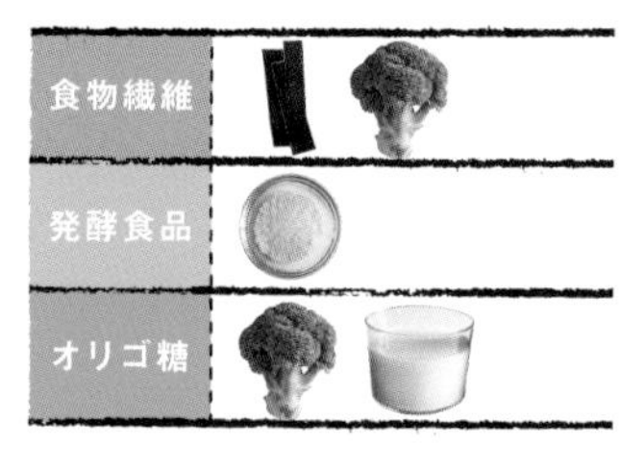

材料（2人分）

A
- ブロッコリー*（小房に分ける）……1/2房（100〜150g）
- ハム（細切り）……3枚（50g）
- 昆布（あれば）1×5センチのもの……1枚
- 塩……小さじ1/4
- 水……100cc

B
- 牛乳……200cc
- 片栗粉……大さじ1/2

粉チーズ……大さじ1〜2

作り方

① Aを鍋に入れ、ふたをして煮る。（昆布はキッチンばさみで細く切る）
② ブロッコリーが柔らかくなったら、軽くつぶす。
③ Bを混ぜたものを加え、混ぜながら加熱し、とろみがついたら粉チーズを入れる。

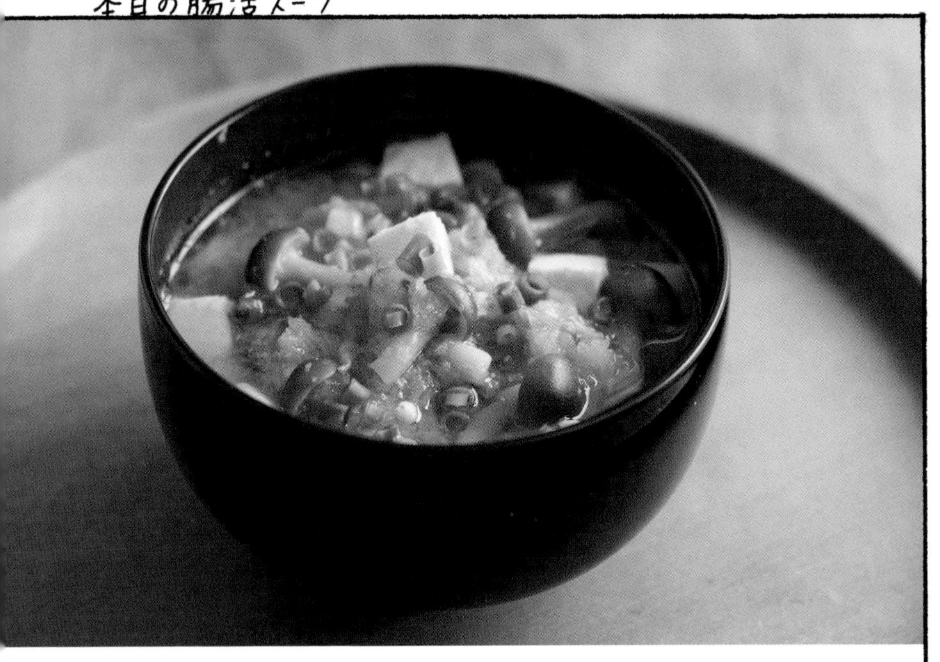

豆腐ときのこのみぞれ汁

豆腐と大根おろしの組み合わせで、
おなかにやさしいスープです。
大根おろしは汁ごと全部加えてくださいね。
味噌をポン酢醤油に代えると、
さっぱりとしたおいしさになります。

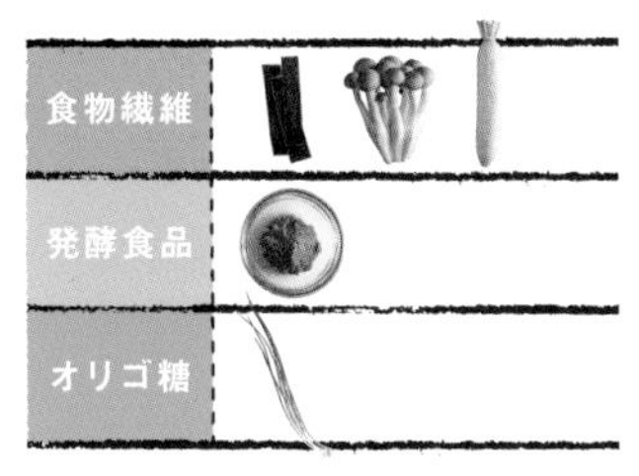

材料（2人分）

A
- 水……200cc
- 昆布（あれば）1×5センチのもの……1枚
- 豆腐（角切り）……1/2丁
- しめじ（小房に分ける）……1パック

大根おろし……適量
かつお節……1パック（4g）
味噌……大さじ1
青ねぎ（小口切り）……適量

作り方

① 大根おろしを作る。
② Aを鍋に入れて火にかける。（昆布はキッチンばさみで細く切る）
③ 1〜2分煮たら大根おろしを入れ、ふつふつしたら火を止める。
④ 味噌を溶き入れ、かつお節を入れる。
⑤ 青ねぎを散らす。

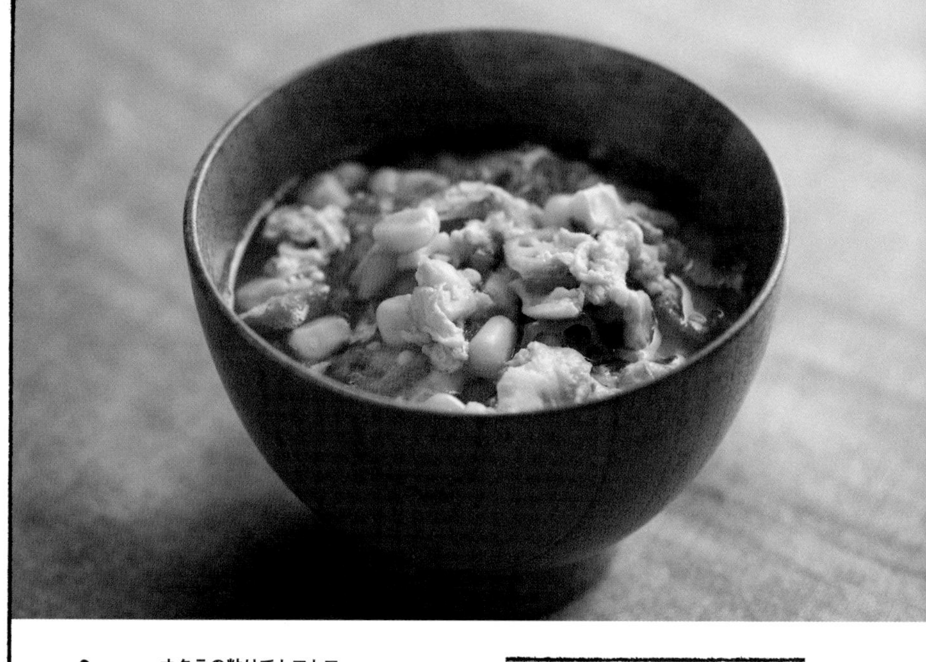

オクラのかきたま汁

オクラの粘りでトロトロ
やさしい口当たりのスープに。
とろみのおかげで、
溶き卵も失敗なくふんわり仕上がります。
心もおなかもいたわる
ほっこりやさしい腸活スープ。

食物繊維
発酵食品
オリゴ糖

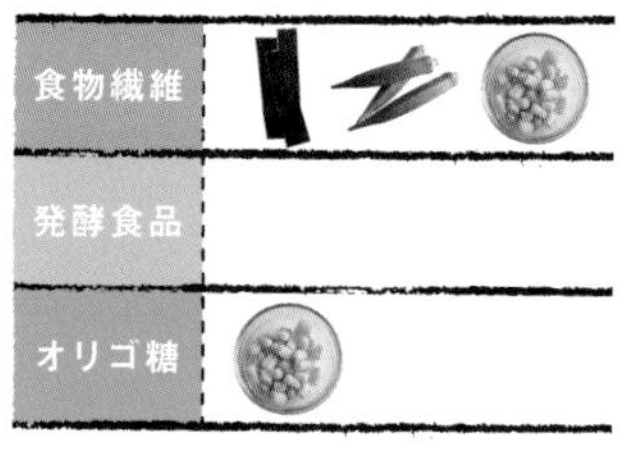

材料（2人分）

A
- 水……300cc
- 昆布（あれば）1×5センチのもの……1枚
- 塩……小さじ1/4
- 醤油……小さじ1
- しょうが（すりおろし）……1かけ

オクラ（小口切り）……8本
冷凍コーン*……大さじ4
かつお節……1パック（4g）
卵（溶いておく）……1個

作り方

① Aを鍋に入れて火にかける。
（昆布はキッチンばさみで細く切る）
② 沸騰したら、オクラとコーンとかつお節を入れる。
③ 再び沸騰したら、卵を流し入れる。

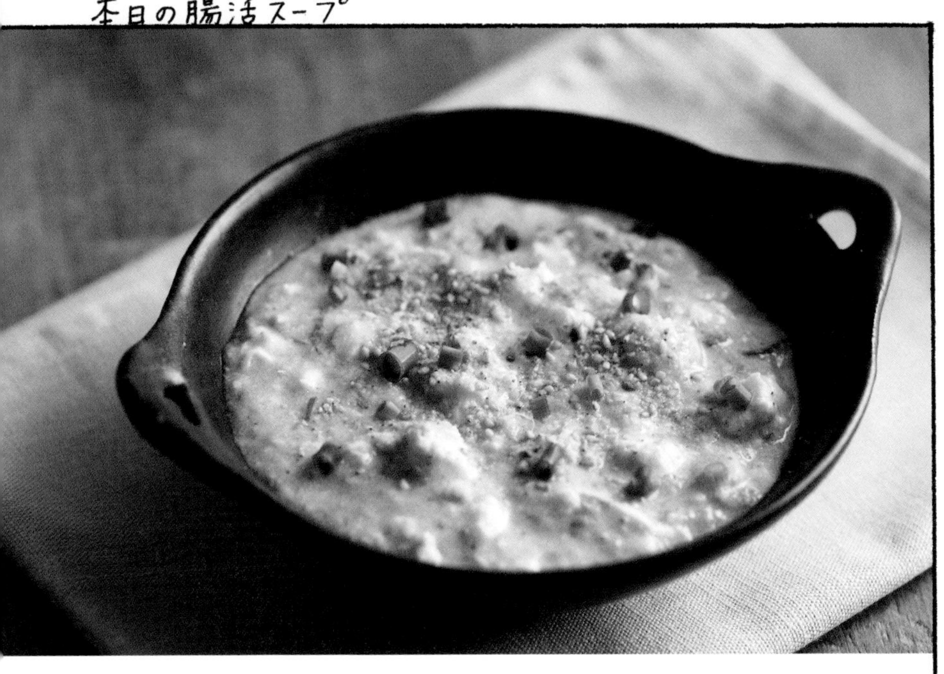

たっぷりごまのしょうが豆乳スープ

包丁いらずで作れる、お手軽スープ。
豆乳＋片栗粉でとろみとコクをプラス。
優秀な腸活食材のごまを
たっぷり振りかけて。

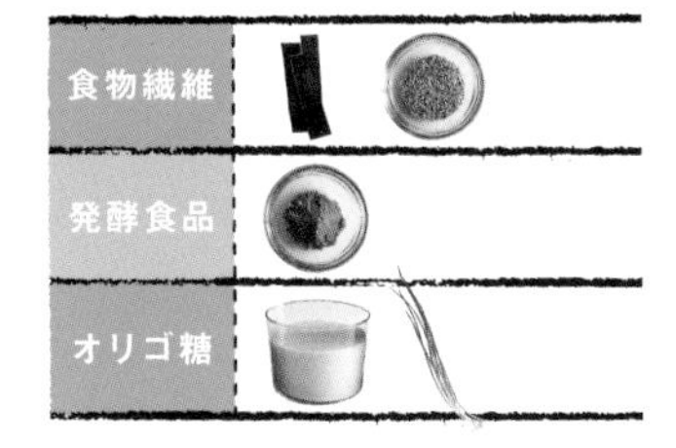

材料（２人分）

A
- 水……100cc
- 昆布（あれば）1×5センチのもの……１枚
- 豆腐（手でつぶす）……1/2丁
- しょうが（すりおろし）……１かけ

B
- 味噌……大さじ1
- かつお節……１パック（4g）

C
- 豆乳……200cc
- 片栗粉……大1/2

すりごま……たっぷり
青ねぎ（小口切り）……適量

作り方

① Aを鍋に入れて火にかける。
② 沸騰したらBの味噌を溶き入れ、かつお節も入れる。
③ Cを混ぜたものを入れ、とろみがつくまで混ぜながら加熱し、最後にすりごまをたっぷりと入れる。
④ 器に盛り、青ねぎを散らす。

水分と塩分の
切ない関係の話

スープって、塩分の摂りすぎになるの？

スープは、野菜がたくさん食べられて、おなかの中から温まって、栄養が効率よく摂れて、いいことがたくさんありますが、実はマイナス面もあります。それが塩分。スープを飲めば塩分も摂ることになり、この2つは切っても切り離せない、切ない関係。

濃い味のスープは、口に入る塩分量が多くなりますが、味の好みは人それぞれなので、いくら健康にいいと言われても、薄い味のスープを「おいしくないなぁ」と思いながら飲みたくないのもわかります。

大事なのは、スープの量と味の濃さ

そこで、発想の転換です。どうしても濃い味のスープが飲みたいときは、水分量を少なくするのです。そうすれば、スープの味を濃くしても、入れる調味料の量は増えません。結果として口に入る塩分量は少なくできるというわけです。反対にいくら薄味にしても、たっぷり飲めば、結局たくさんの塩分を摂ってしまうことになります。

一人分150mℓがちょうどいい

この本では2人分の水分量を300ccに設定しています。この量だと、自分好みに調味料を追加しても、それほどたくさんは必要ないはずです。スープなのに、汁が少ないと物足りないのではないだろうかと思うかもしれませんが、それも大丈夫。その分具だくさんにしているので、食べ応えは充分です。

やっぱり蓋が大事です

1つだけ注意することがあります。水分が少ないので、煮るときは必ずふたをしてください。ふたを開けたまま加熱すると、どんどん水分が蒸発してしまうので。

ほんのちょっと水分量に気を付けるだけで、腸だけでなく、からだ全体に優しいスープができますよ。

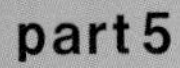

part 5

アレンジも楽しめる

作りおきOKの腸活スープ

「今日は作っておいたスープがある」
そう思うだけで、なんだかすっと
心が軽くなったりするものです。
まとめて作りおきすれば温めなおすだけで
すぐに食べられる。
これもまた、スープのいいところ。
最近は家で仕事をする人も増えたから、
そんなときも、火にかけておくだけで
出来上がるスープは大活躍すること間違いなし。
ベースとなるスープは
シンプルに仕上げてあるので、
次の日は、ちょい足しをして
味を変えて楽しんでみてください。
お得感たっぷりのスープです。

酒かすミネストローネ

いつものミネストローネに酒かすをプラス。
トマトの酸味がまろやかになり、コクが出て、腸活パワーアップ。
酒かすはあらかじめレンジ加熱して柔らかくしておくときれいに溶けますよ。

材料（作りやすい分）

A
- ベーコン（短冊切り）……4〜5枚（100g）
- 玉ねぎ*（角切り）……1個
- にんじん（角切り）……1本
- しめじ（小房に分ける）……1パック
- じゃがいも（角切り）……1個

B
- ケチャップ……大さじ4
- トマト水煮缶……1缶
- 水……800cc
- 塩……小さじ1/2

C
- 酒かす*……50g
- 水……大さじ1

醤油……適量
粗びきこしょう……適量
オリーブオイル……適量

作り方

① 鍋を熱してオリーブオイルを入れ、Aを炒める。
② 野菜が透き通ったらBのケチャップを入れて炒め、ケチャップがねっとりしたらトマト水煮缶を入れ、トマトを木べらでつぶしてから水と塩を入れて煮る。
③ Cを耐熱容器に入れてラップをし、電子レンジに30秒ほどかけてから練る。
④ ②に③を入れて煮る。
⑤ 野菜が柔らかくなったら、醤油で味を調える。
⑥ 器に盛り、粗びきこしょうを振る。

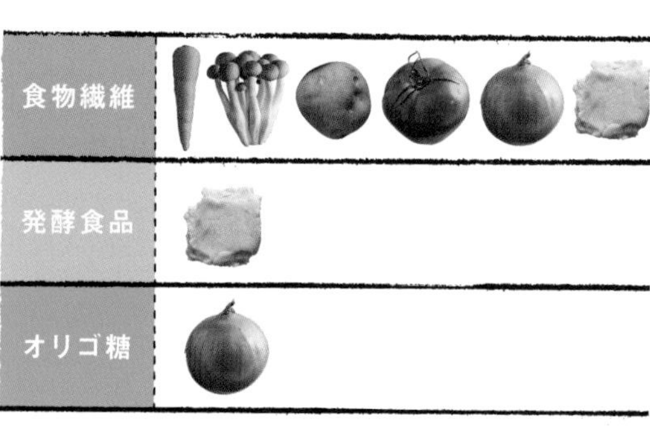

次の日は……

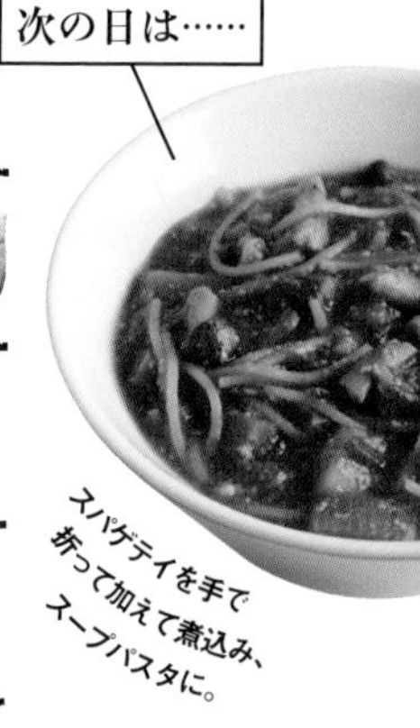

スパゲティを手で折って加えて煮込み、スープパスタに。

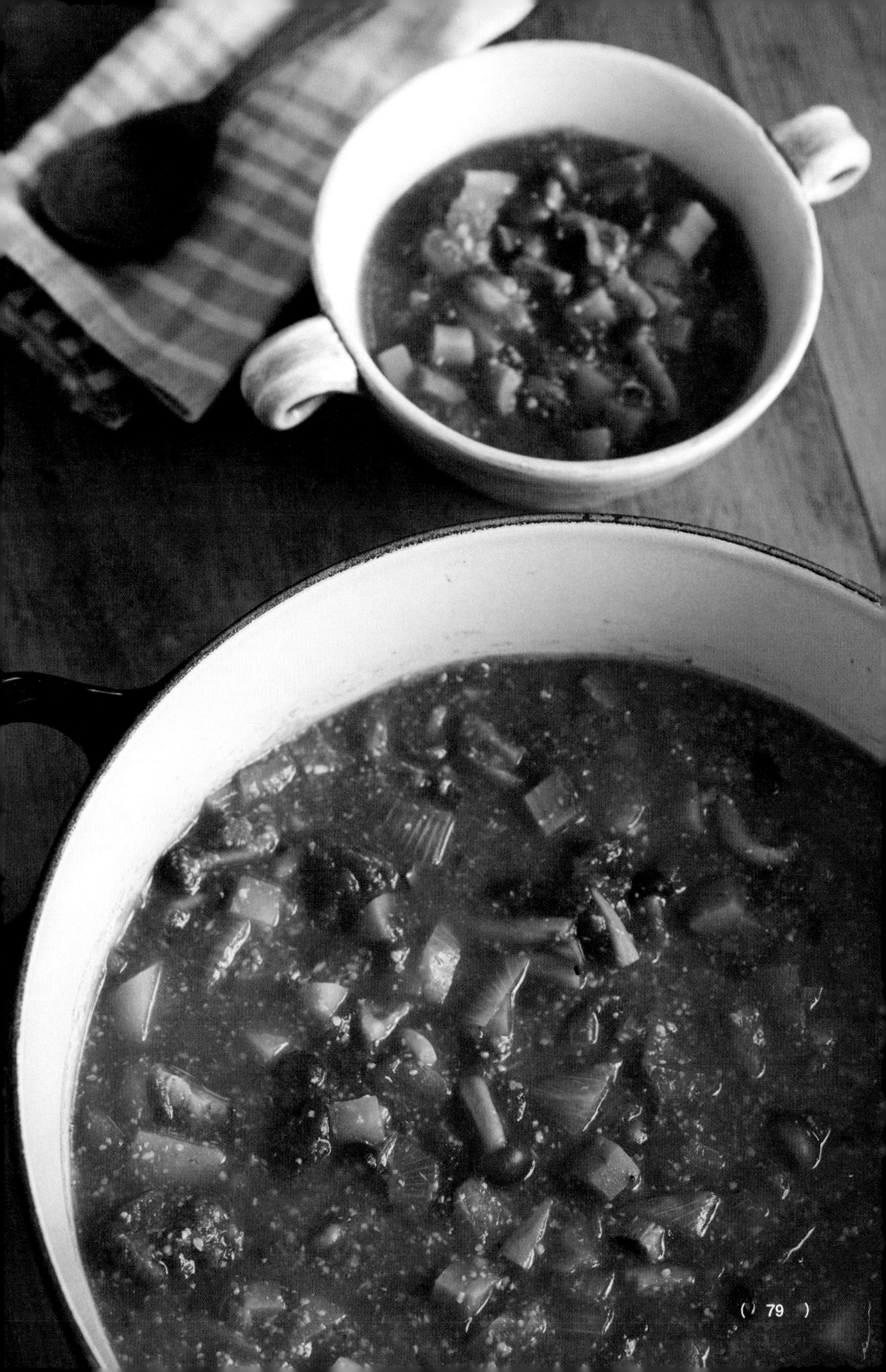

手羽元のサワーポトフ

鶏肉と野菜を煮るだけのポトフは定番の家庭料理ですが、
酢を加えることで鶏肉の臭みが消え、
しっとり柔らかく煮あがります。
煮ている間に酸味が飛んで、うま味が引き立ちます。

材料（作りやすい分）

A
- 鶏手羽元……500g
- 塩……小さじ1

B
- 水……800cc
- 酢……大さじ2
- みりん……大さじ1
- 塩……小さじ1/2
- 昆布（あれば）1×5センチのもの……1枚

にんじん・玉ねぎ*……合わせて500g

C
- マヨネーズ……適量
- ニンニク（すりおろし）……少々

ケチャップ、粒マスタード、からし……各適量

作り方

① Aの鶏手羽元に塩を揉みこむ。

② Bを鍋に入れて火にかける。（昆布はキッチンばさみで細く切る）

③ 沸騰したら①を入れ、アクが出れば取り、
大ぶりに切ったにんじん、玉ねぎを入れて煮る。

④ 野菜が柔らかくなったら、Cを混ぜたもの、
ケチャップ、粒マスタード、
からしなどをお好みでつけて食べる。

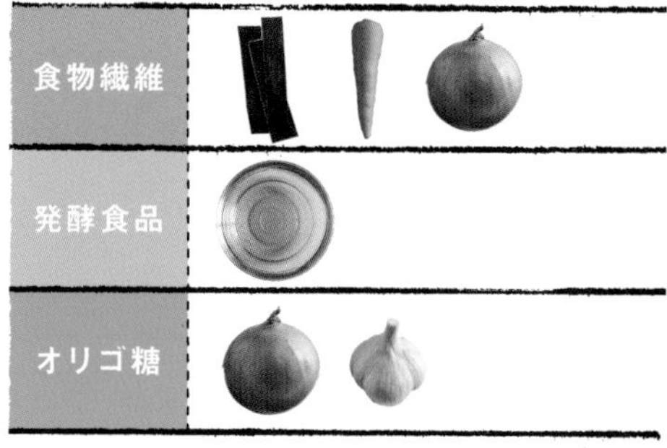

次の日は……

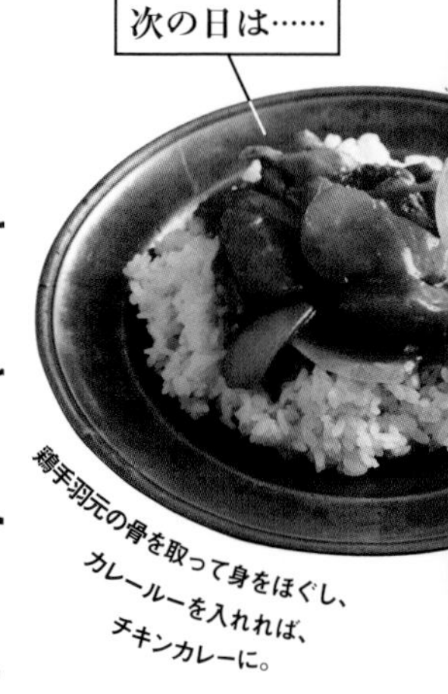

鶏手羽元の骨を取って身をほぐし、
カレールーを入れれば、
チキンカレーに。

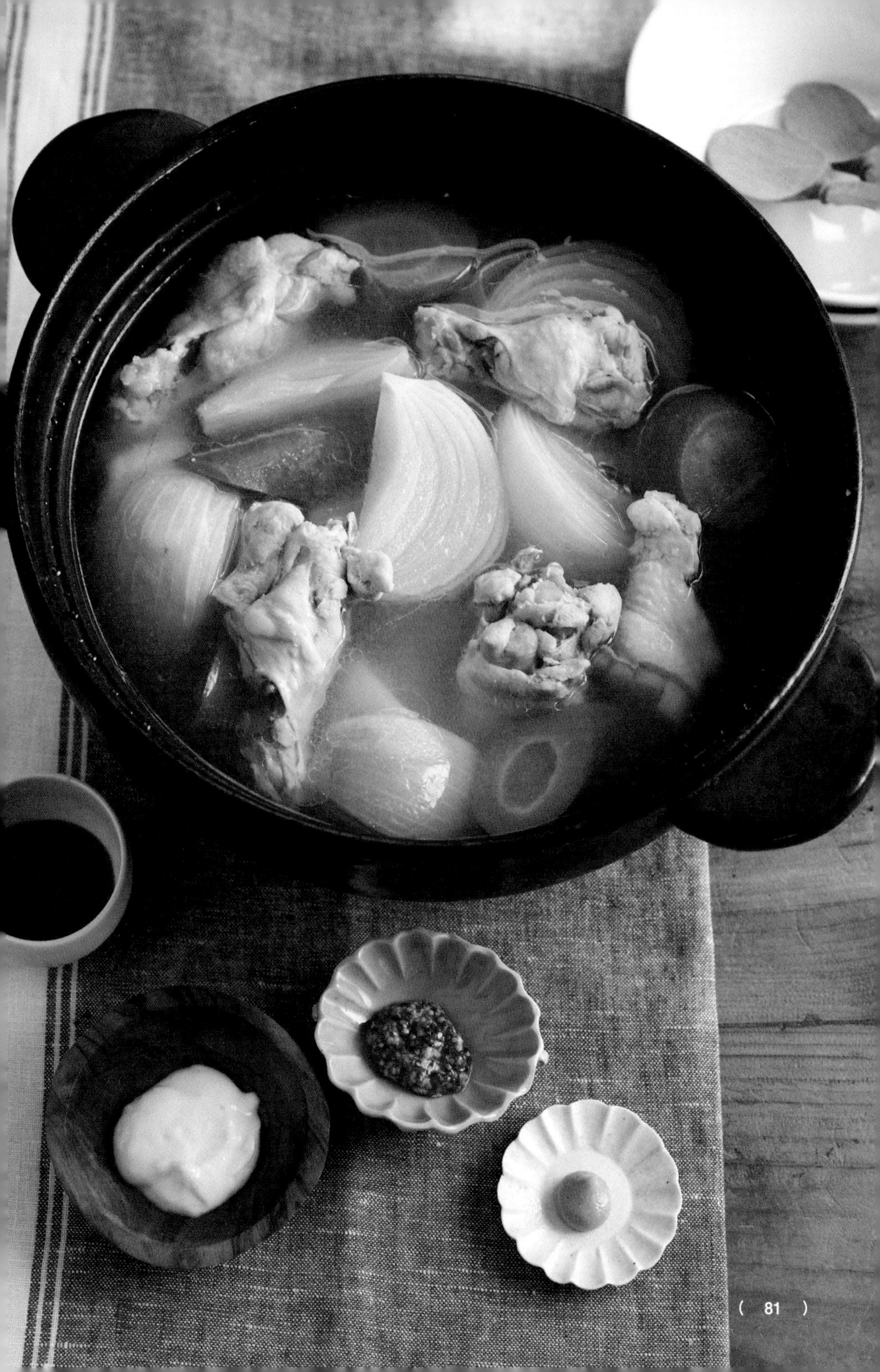

キャベツとじゃがいものとろとろスープ

冷蔵庫で余っているキャベツが大量消費できるスープです。
じゃがいもはレンジ加熱してからつぶして入れるのがポイント。
とろとろと煮崩れてやさしい口当たりになります。

材料（作りやすい分）

A
- ソーセージ（斜め薄切り）……8本
- キャベツ*（ザク切り）……1/4個
- 昆布（あれば）1×5センチのもの……1枚
- 塩……小さじ1
- 水……800cc

じゃがいも（薄切り）……2個

作り方

① Aを鍋に入れて火にかける。
（昆布はキッチンばさみで細く切る）

② じゃがいもは皮をむいてラップをし、
レンジにかけてから手で押さえてつぶし、①に入れる。

③ 全体がとろとろになるまで煮る。

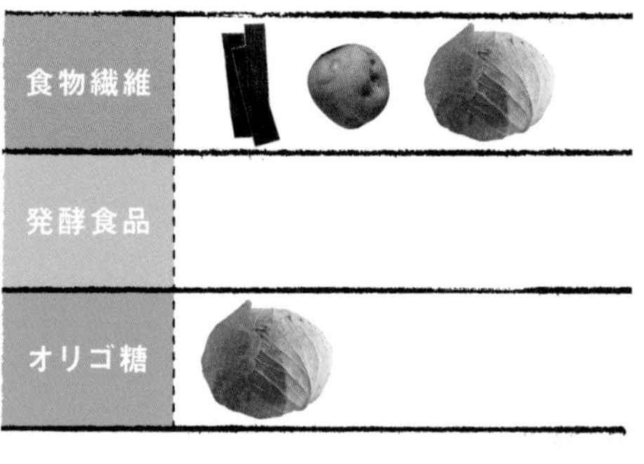

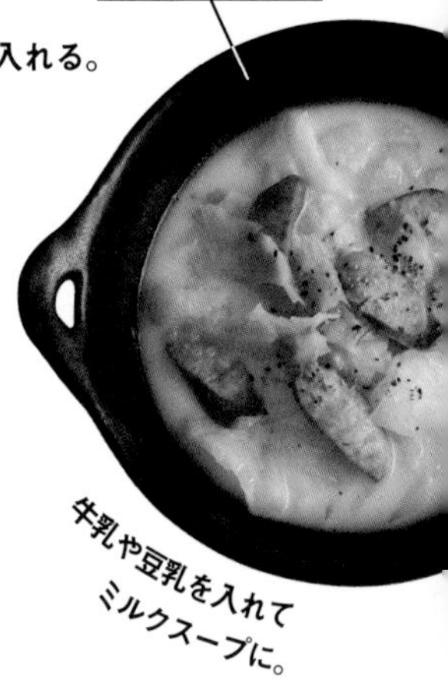

次の日は……

牛乳や豆乳を入れて
ミルクスープに。

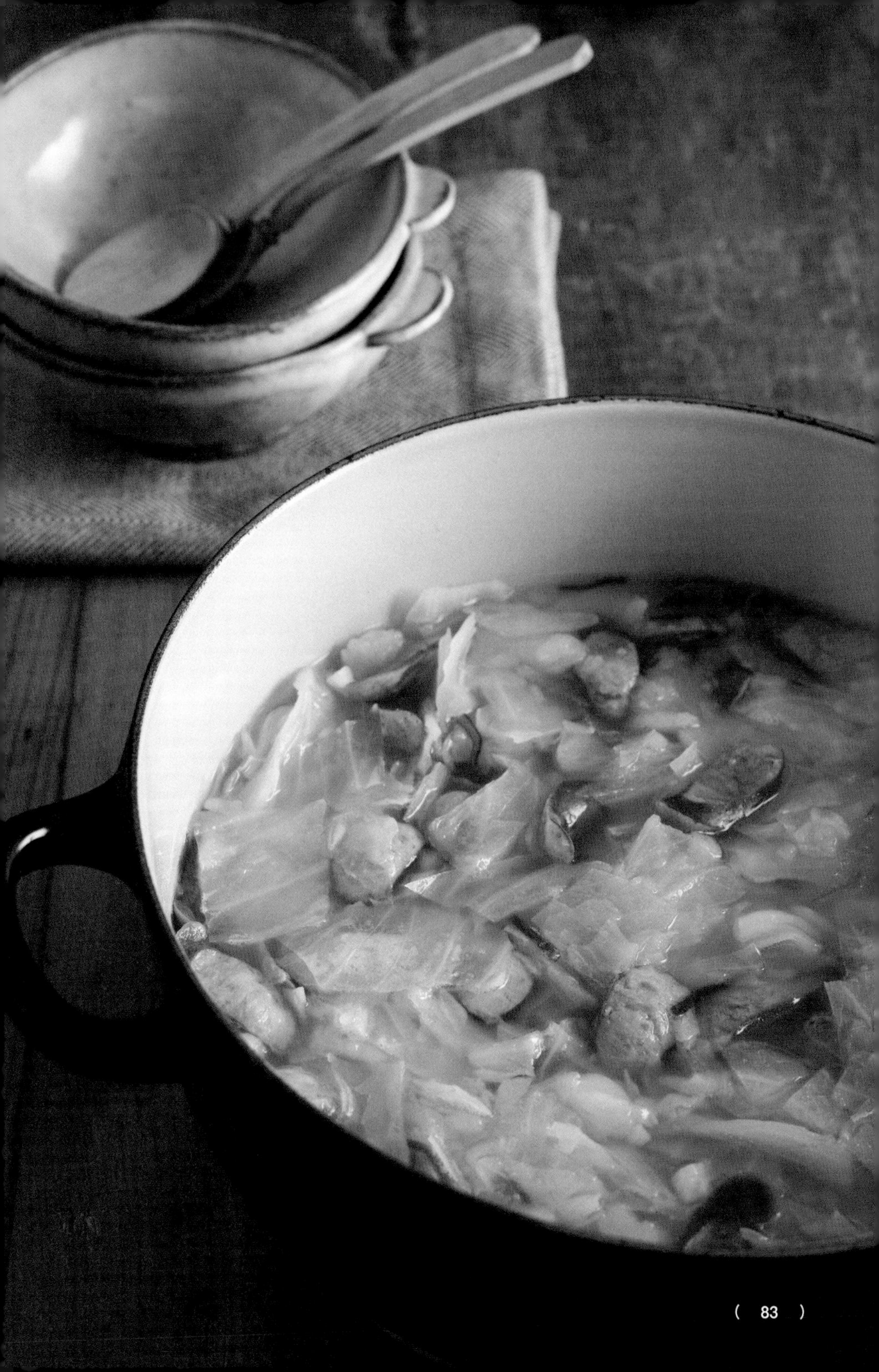

鶏と玉ねぎの梅スープ

材料を入れて煮るだけの
シンプルなレシピですが、
とろりと甘くなった玉ねぎが極上の味わい。
丸ごと入れた梅干しは器に盛って、
つぶしながら食べるのがおすすめです。

材料（作りやすい分）

A
- 水……800cc
- 昆布（あれば）1×5センチのもの……1枚
- 梅干し……2個

B
- 鶏もも肉（一口大）……1枚
- 塩……小さじ1

玉ねぎ*……2個
醤油……適量

作り方

① Aを土鍋に入れて火にかける。（昆布はキッチンばさみで細く切る）
② Bの鶏肉は塩を揉みこみ、玉ねぎは芯を残して2〜4等分する。
③ ①が沸騰したらBと玉ねぎを入れてふたをし、
玉ねぎがやわらかくなるまで煮る。
④ 味をみて足りないようなら醤油で味を調える。

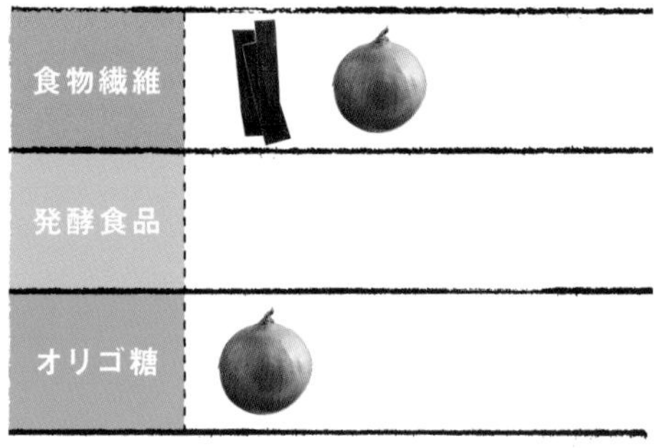

次の日は……

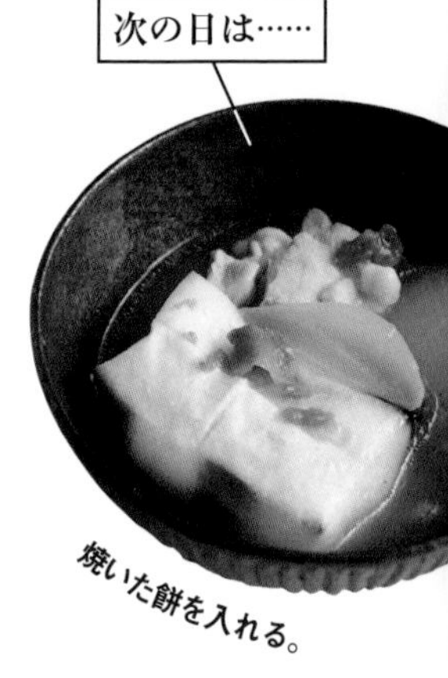

焼いた餅を入れる。

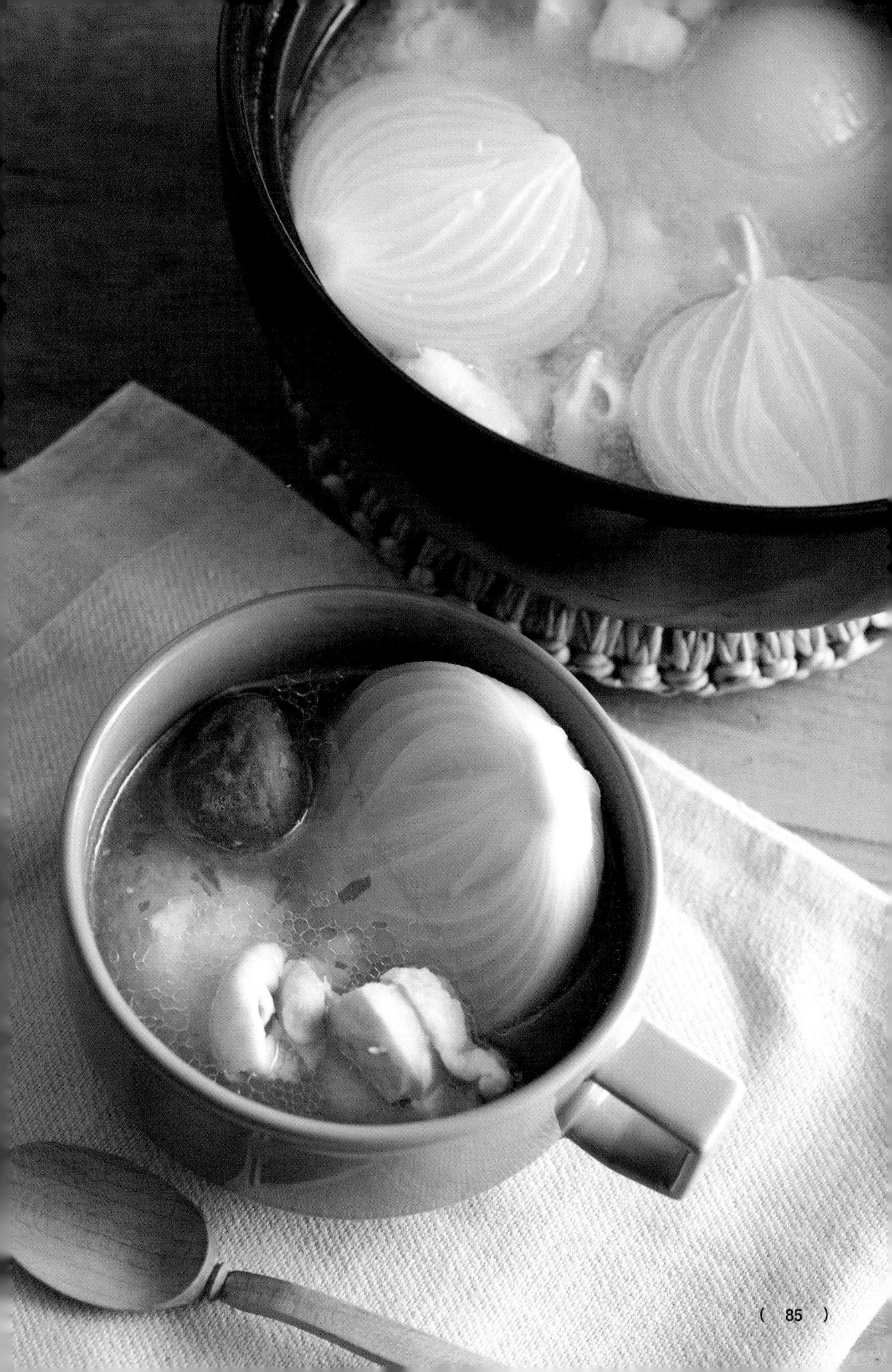

具だくさん豚汁

根菜類を手軽にたっぷり食べられる豚汁は、頼りになる腸活スープです。
あらかじめ野菜を炒めることでコクがアップ。
豚肉に片栗粉を揉みこむと、煮込んでも肉がぼそぼそになりません。
煮干しを入れるとさらにうま味がアップします。

材料（作りやすい分）

にんじん、大根、ごぼう*、長ねぎ*
……合わせて500gくらい

A
- 水……4カップ
- 煮干し……一つまみ
- 昆布（あれば）1×5センチのもの……1枚
- 油揚げ（短冊切り）……1枚

B
- 豚肩ロース薄切り……200g
- 片栗粉……小さじ1/2
- 塩……小さじ1/2

ごま油……適量
味噌……大さじ3〜4
かつお節……1パック（4g）
粉山椒、七味唐辛子
……各適量

作り方

① にんじんと大根はいちょう切り、ごぼうは斜め薄切り、長ねぎは小口切りにする。
② 鍋を熱してごま油を入れ、野菜を炒める。
③ Aを入れてふたをして煮る。（昆布はキッチンばさみで細く切る）
④ Bの豚肉に塩と片栗粉を揉みこんでから③に入れて、さらに煮る。
⑤ 野菜が柔らかくなったら味噌を溶き入れ、かつお節を入れる。
⑥ お好みで粉山椒、七味唐辛子をかける。

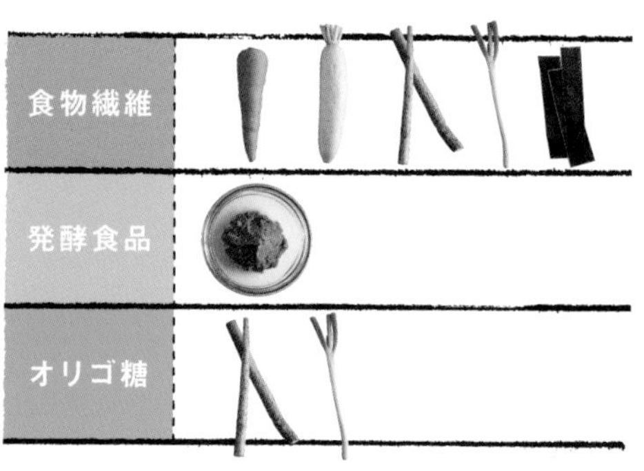

次の日は……

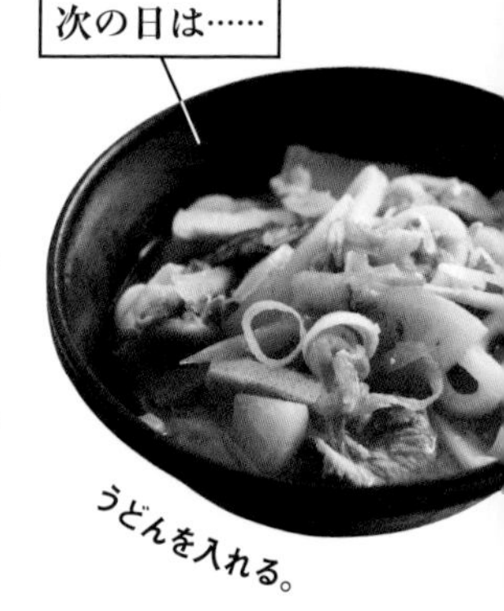

うどんを入れる。

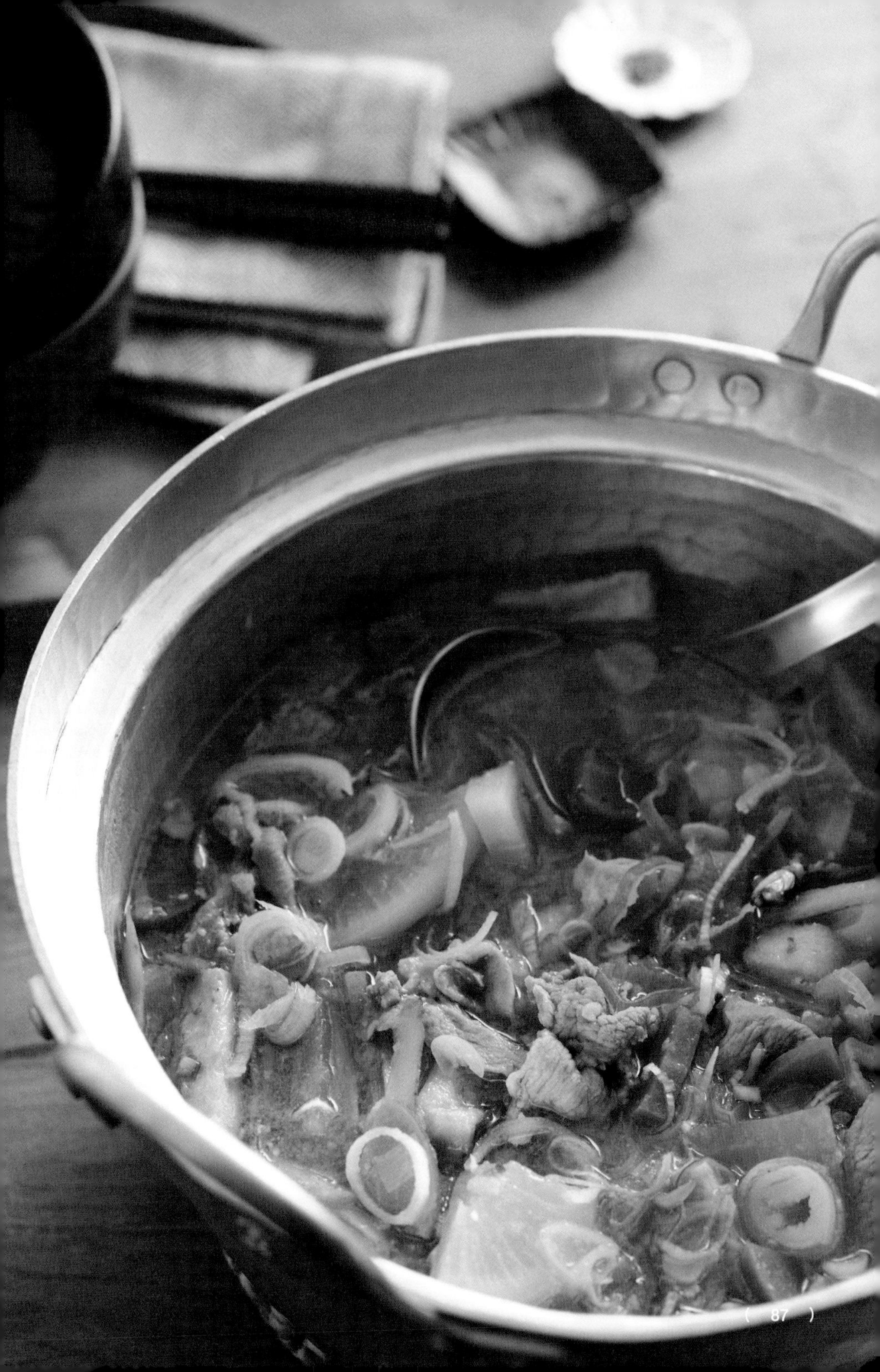

手羽先とねぎとしょうがのスープ

骨付き肉を煮込んだスープは、深いコクがあって絶品です。
鶏手羽先は半分に切ったものが食べやすくおすすめ。
ひたすらコトコト煮るだけで、ごちそうになるのがうれしいところ。

材料（作りやすい分）

A
- 鶏手羽先（ハーフ）……500g
- 長ねぎ*（ぶつ切り）……2〜3本
- しょうが（薄切り）……2かけ
- 水……600cc
- 塩麹……大さじ1

醤油……適量

作り方

① Aを鍋に入れ、火にかける。
② 沸騰したらアクを取り、ふたをして煮る。
③ 味をみて足りないようなら醤油を入れる。

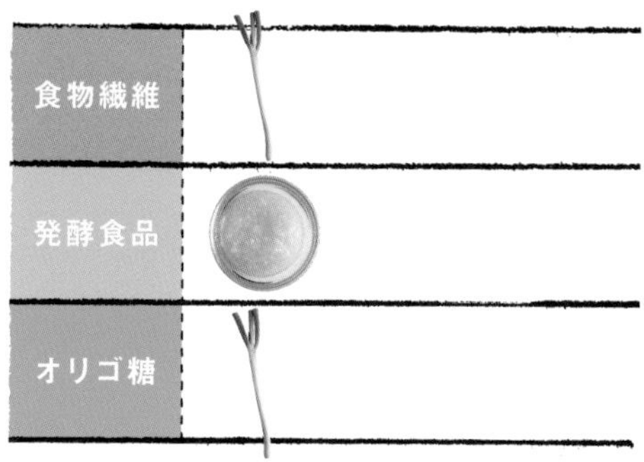

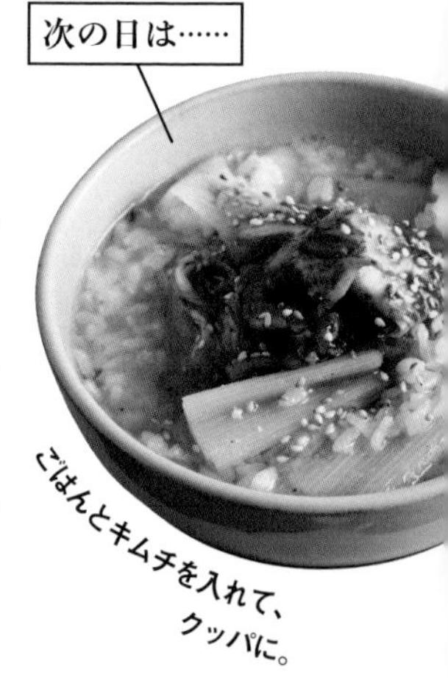

次の日は……

ごはんとキムチを入れて、クッパに。

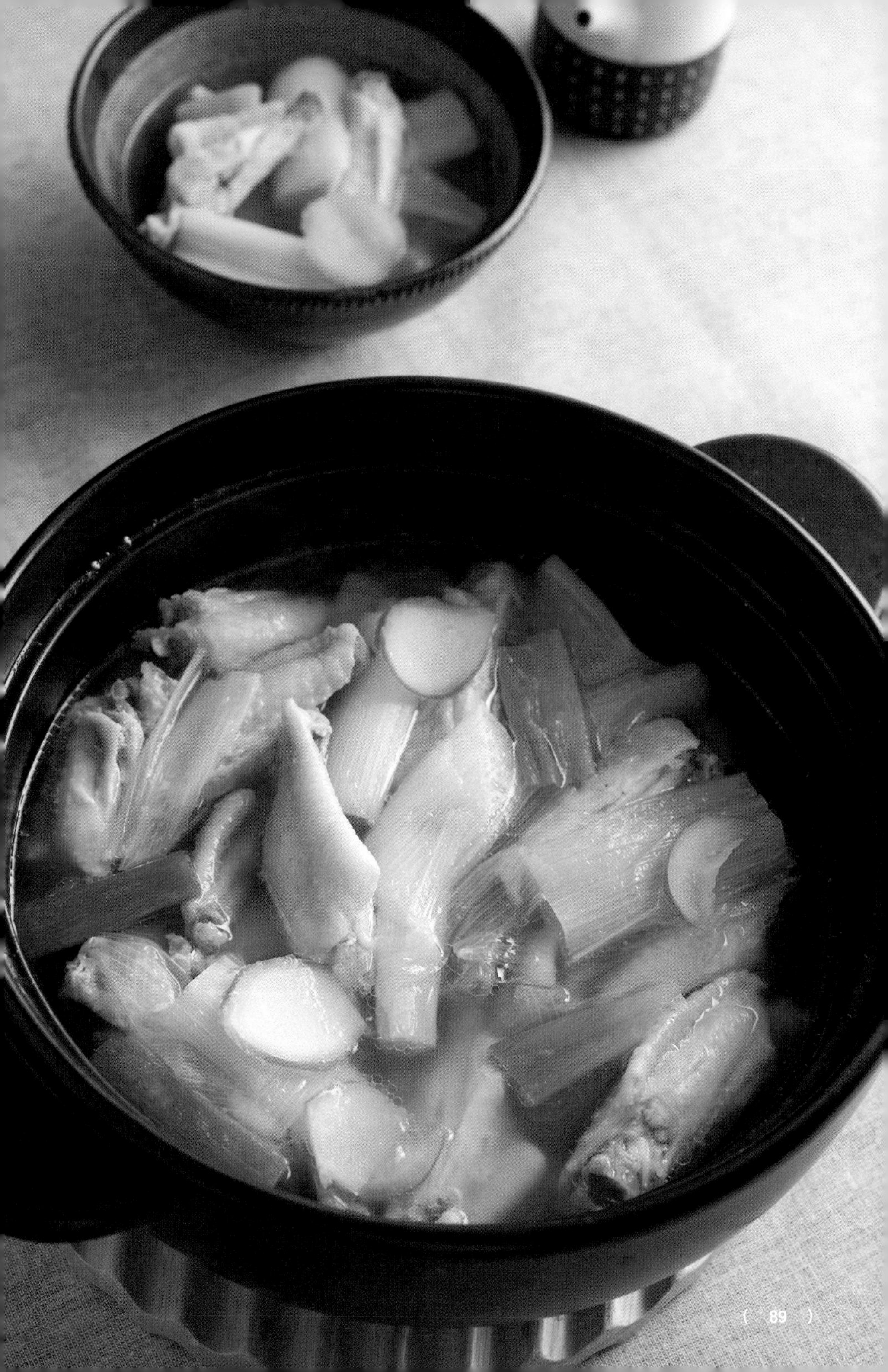

白菜と肉団子のスープ

白菜がたっぷり食べられるスープです。
ポリ袋で混ぜるだけの肉だんごですが、これがスープのうま味になるので
最初に入れるのがポイント。後は白菜と長ねぎがとろりと
柔らかくなるまで煮るだけ。繰り返し食べたくなるおいしさです。

材料（作りやすい分）

A
- 長ねぎ*（みじん切り）……1本
- 塩……小さじ1/2
- 片栗粉……大さじ1

B
- 豚ひき肉……300g
- しょうが（すりおろし）……1かけ

C
- 水……800cc
- 昆布（あれば）1×5センチのもの……1枚
- 塩……小さじ1/2
- 醤油……大さじ1

- 白菜（ザク切り）……1/4株
- ごま油、こしょう……各適量
- ポン酢醤油……適宜

作り方

① Aをポリ袋に入れて混ぜ、しんなりしたらBも入れて混ぜる。
② Cを鍋に入れて火にかける。（昆布はキッチンばさみで細く切る）
③ 沸騰したら、①のポリ袋の口を縛って角を切り、
中のひき肉を少しずつ絞り出しながら入れる。
④ 肉団子の色が変わったら、白菜を入れ、ふたをして煮る。
⑤ 白菜がクタッとなったら、器に盛り、お好みでごま油、
こしょう、ポン酢醤油を入れる。

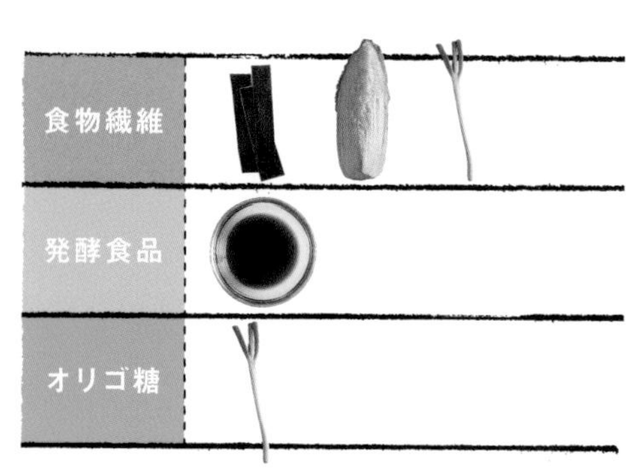

次の日は……

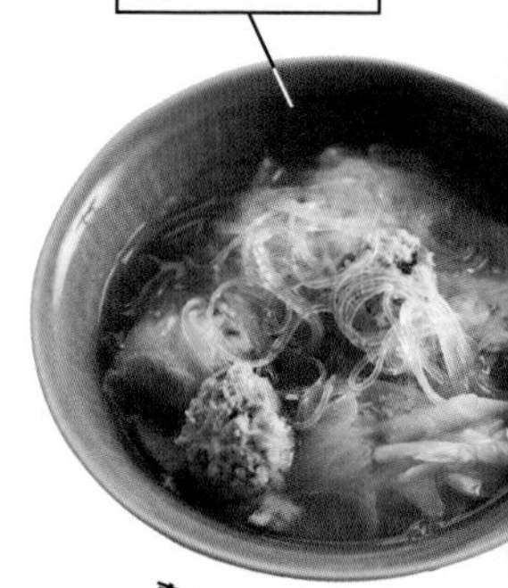

春雨を入れる。

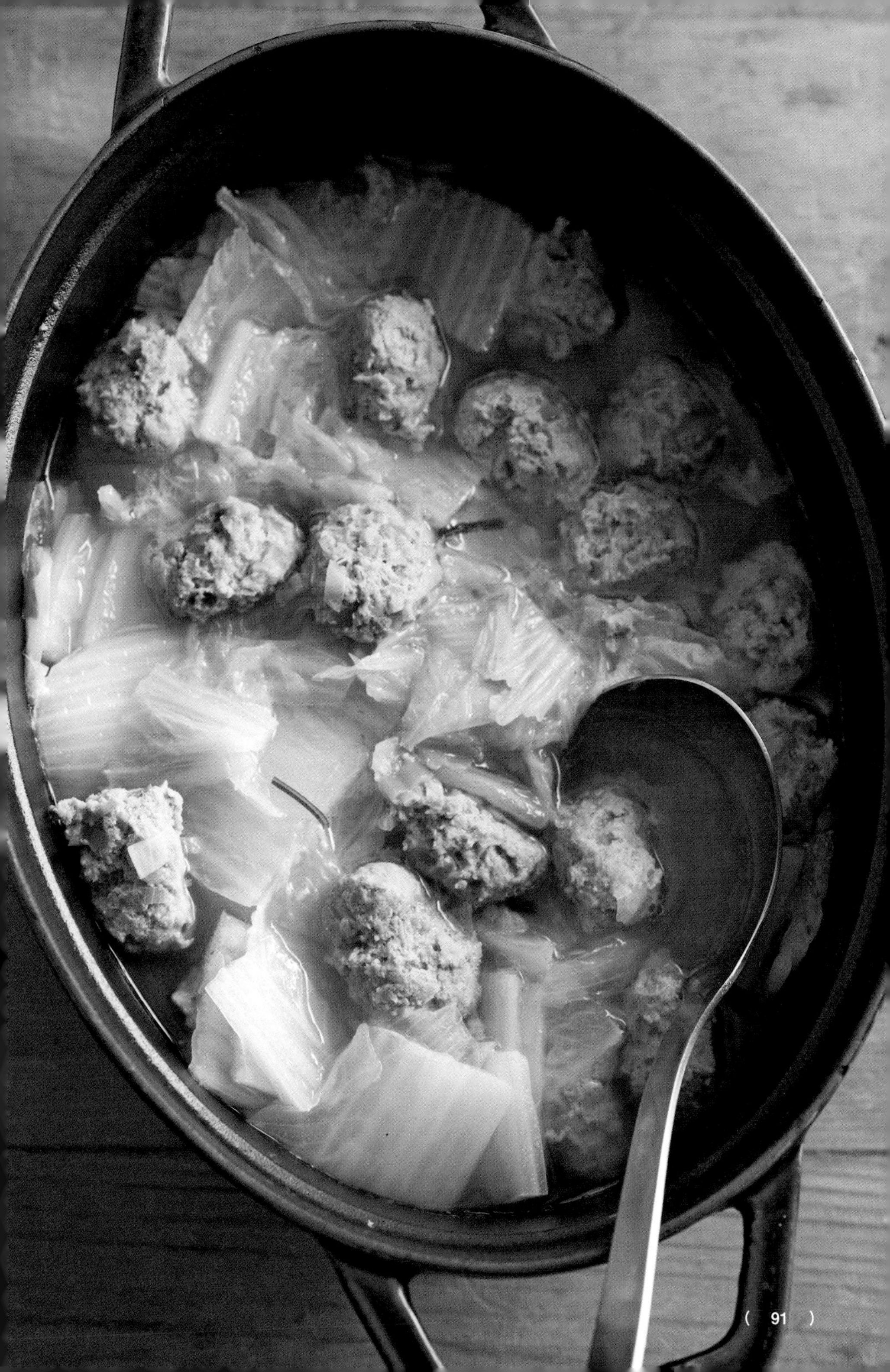

鶏肉と大根の押し麦スープ

押し麦の食物繊維の含有量は米の20倍。
水溶性食物繊維を豊富に含む優秀な腸活食材です。
スープを煮るときに、パラパラと入れて一緒に煮こむだけ。
手軽に腸にうれしいスープに変わります。

材料（作りやすい分）

A
- 鶏もも肉（一口大に切る）……2枚
- 塩麹……大さじ2

B
- 水……600cc
- 昆布（あれば）1×5センチのもの……1枚
- しょうが（薄切り）……1かけ

大根（2センチ幅の半月切り）……1/2本
押し麦……大さじ4

ねぎだれの材料

C
- 長ねぎ*（みじん切り）……1本
- 醤油……大さじ1
- ごま油……大さじ1

作り方

① Aの鶏もも肉は一口大に切って塩麹を揉みこむ。
② Bを鍋に入れて火にかける。（昆布はキッチンばさみで細く切る）
③ 沸騰したら①の鶏肉を入れ、アクが出たら取り、大根と押し麦を入れる。
④ ふたをして煮る。
⑤ 食べるときにCを混ぜたねぎだれをかける。

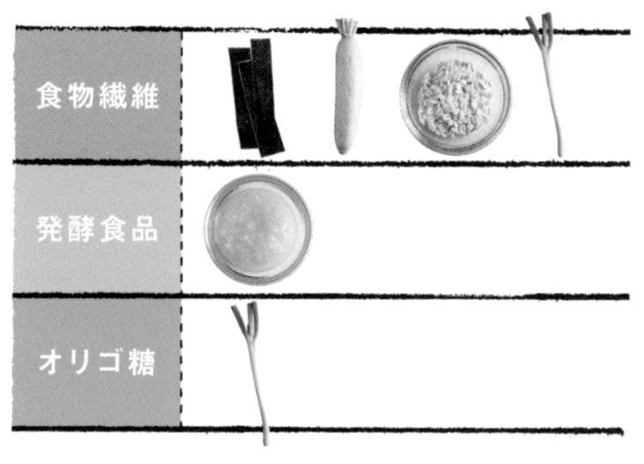

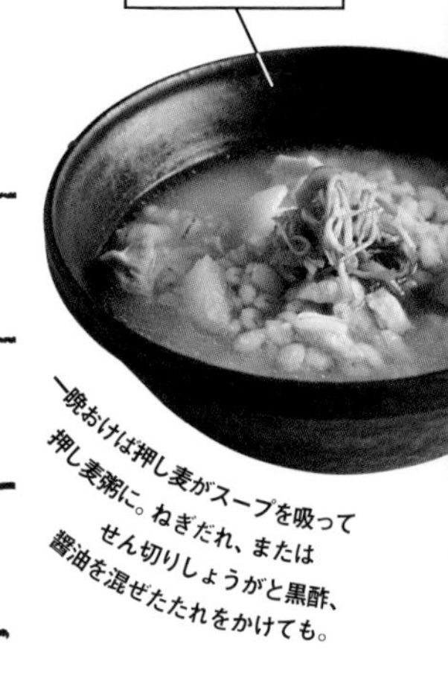

一晩おけば押し麦がスープを吸って押し麦粥に。ねぎだれ、またはせん切りしょうがと黒酢、醤油を混ぜたたれをかけても。

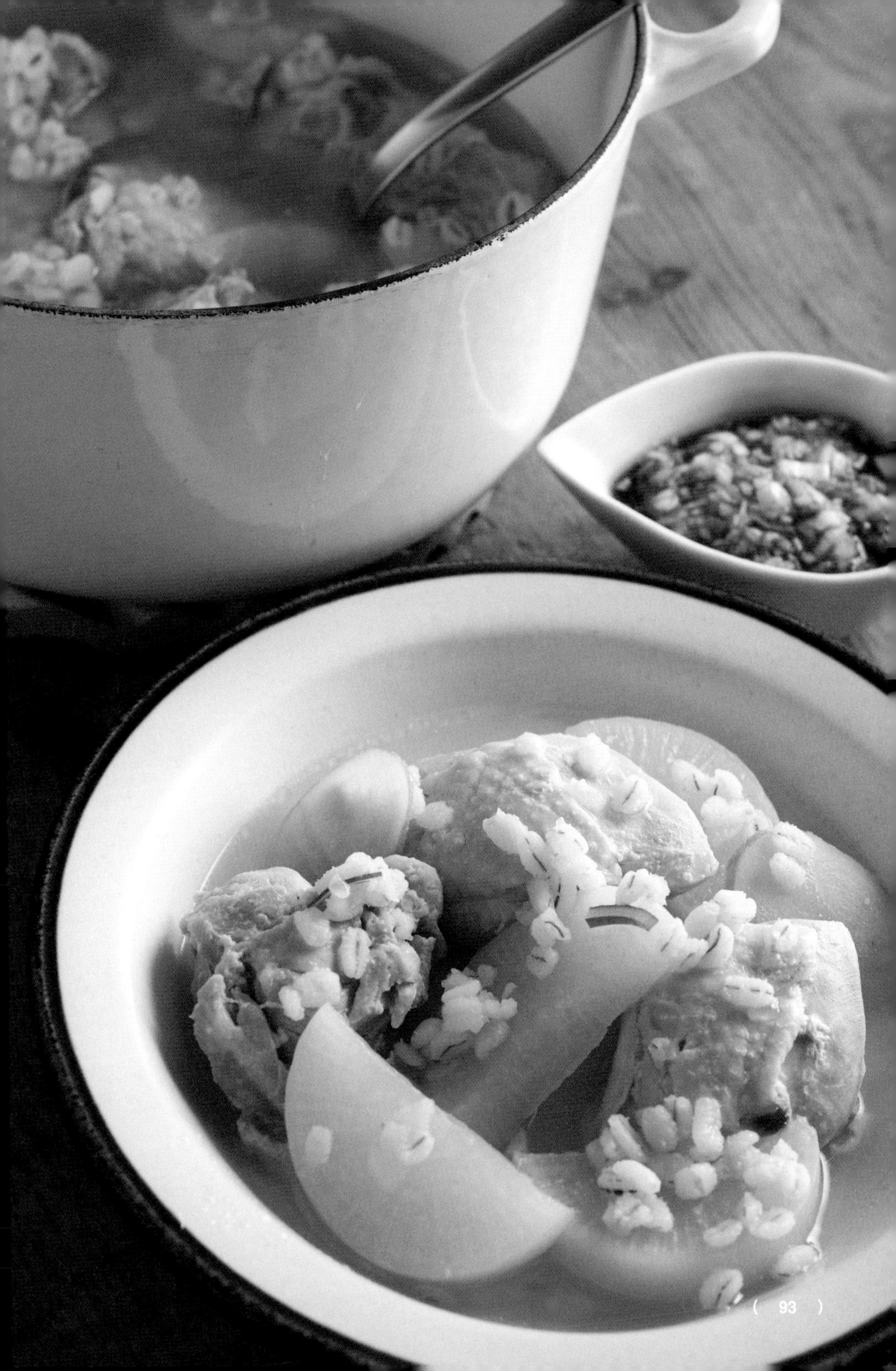

Column 5

お助け食材と食材のストックの話

食材のストックは、すぐに使える状態で

まいにち気楽にスープを作るには、食材のストックは大事です。とはいえ、スープですから、そのためにわざわざ買い置きをしておくというよりも、他の料理で残った食材を、すぐに使えるようにして保存しておくのがおすすめです。家にあるものでチャチャッとスープが作れたらうれしいもの。

片手間に切って冷凍保存がおすすめ

そこでおすすめなのが冷凍保存。例えば他の料理でねぎを使うとしたら、ついでに全部小口切りにして冷凍しておくとか。油揚げを買ってきたら、一度に全部ザクザクと切って、その日はそのまま味噌汁に入れ、残りは冷凍しちゃうとか。きのこは小房に分けて冷凍しておくとすぐに使えて便利です。もやしやニラのように、日持ちしない野菜も、冷凍しておけば、そのままスープに入れるだけで使えて、冷蔵庫でダメにせずに済みます。

市販の冷凍野菜も賢く活用

そういう意味では、かぼちゃやブロッコリー、いんげんなど、市販の冷凍野菜もストックしておくと便利です。少しずつ使えて煮えるのも早く、切る手間もかからないので気軽に使えます。冷凍コーンも凍ったままちょっと入れるだけで、彩りが良くなるし、オリゴ糖をプラスできるのでおすすめです。

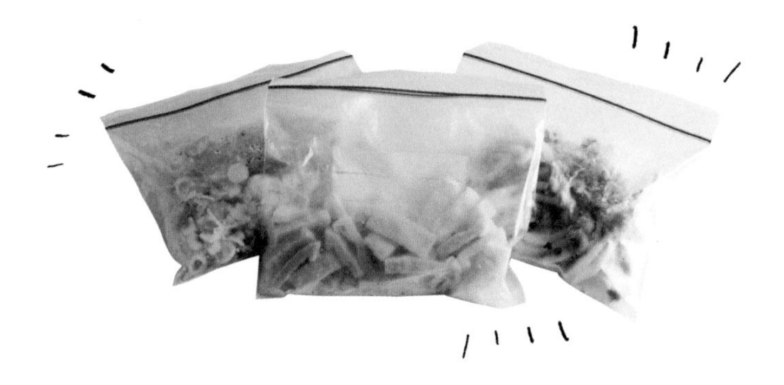

part 6

ワンカップで簡単！

レンジ腸活スープ

具材をカップに入れて、電子レンジにかけるだけ。
食べる器で作るから、洗い物が増えないし、お湯を沸かす手間なしで、
アツアツのスープが飲めるのがいいところ。
朝ごはんにも、ちょっと遅く帰ってきた日の夕飯にも、
お寿司やお弁当を買ってきた日の副菜としても、
気楽に作って腸活してみてください。
こんな簡単なスープでも、手作りのスープがあるだけで、
ほっこり幸せな気分になれるから不思議です。

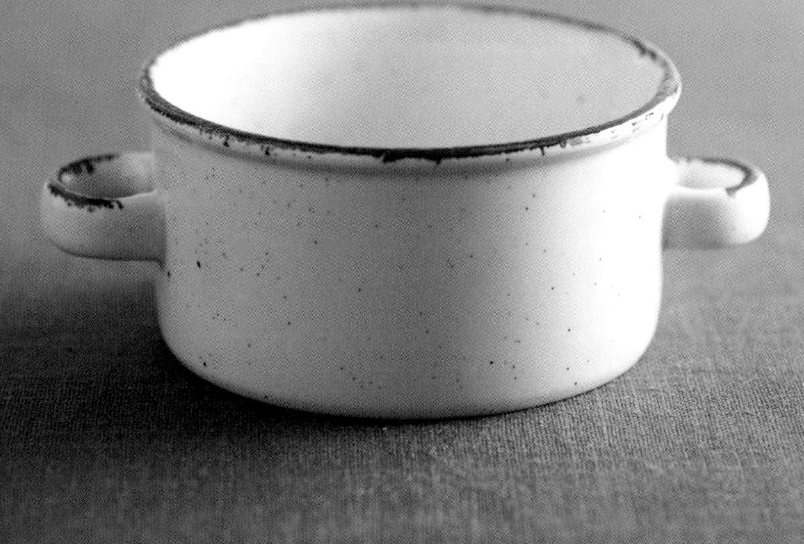

本日の腸活スープ

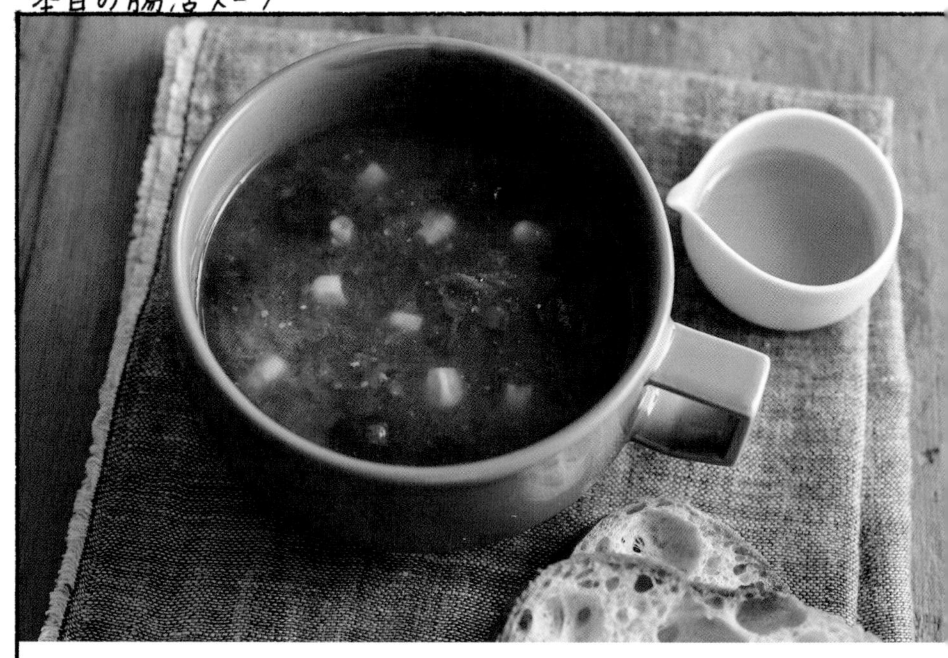

トマトとコーンの洋風味噌汁

包丁いらずの食材ばかりなので、
忙しいときでも、疲れたときでも、
チャチャッと作れてすぐに
腸活できちゃいます。

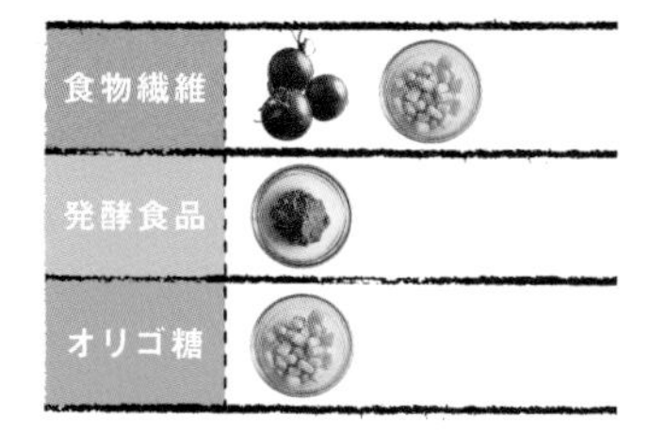

材料（1人分）

A
- 味噌……小さじ1
- ケチャップ……小さじ1
- ミニトマト……6個
- 冷凍コーン*……大さじ2〜3
- 水……100cc
- かつお節……小1パック(2g)

オリーブオイル……適量

作り方

① 器にAの味噌とケチャップを入れて混ぜ、残りの具を入れてラップをし、電子レンジにかける(2〜3分)。

② オリーブオイルを垂らす。

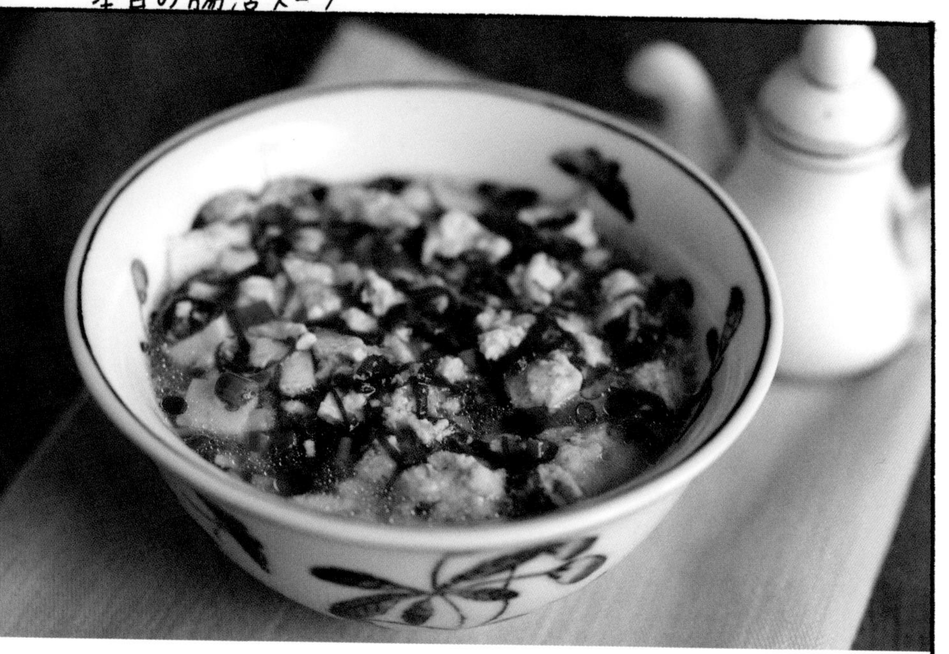

もずく酢サンラータン

市販のもずく酢だけで、
ほぼ味が決まるお手軽スープ。
豆腐も入っているので
食べ応えがあるのもうれしいところ。

食物繊維	もずく酢
発酵食品	もずく酢
オリゴ糖	青ねぎ

材料（1人分）

A
- 豆腐……1/2丁
- もずく酢*……1パック
- しょうが（すりおろし）……適量
- 青ねぎ（小口切り）……適量

ごま油……適量
ラー油……適量

作り方

① Aを器に入れ、ラップをして電子レンジにかける（2〜3分）。
② ごま油、ラー油をお好みでかける。

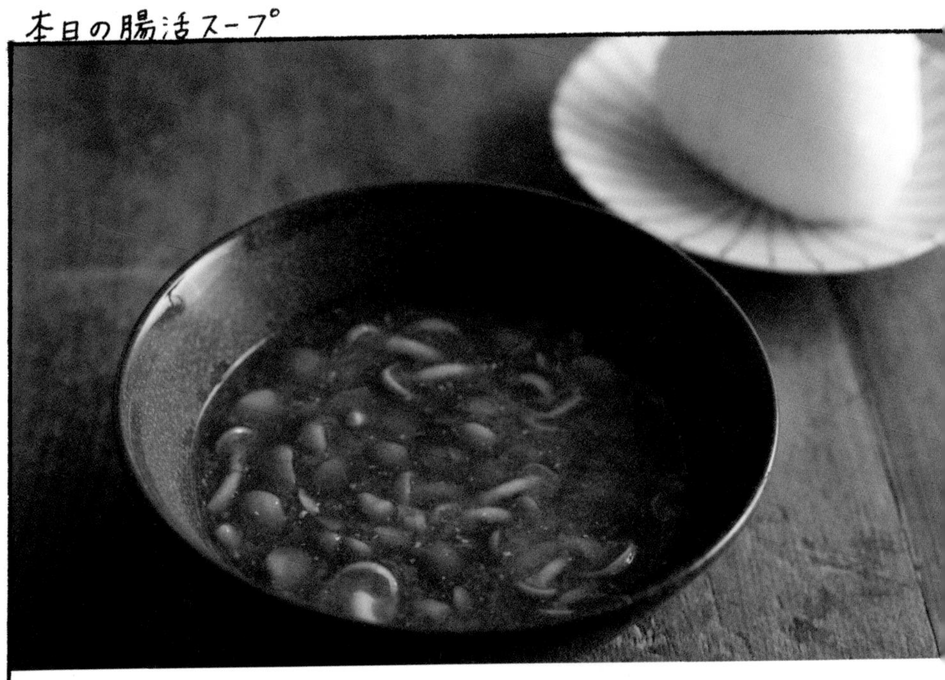

なめこ汁

レンジ加熱なら１人分の
なめこ汁があっという間に出来上がり。
隠し味のオイスターソースでうま味アップ。

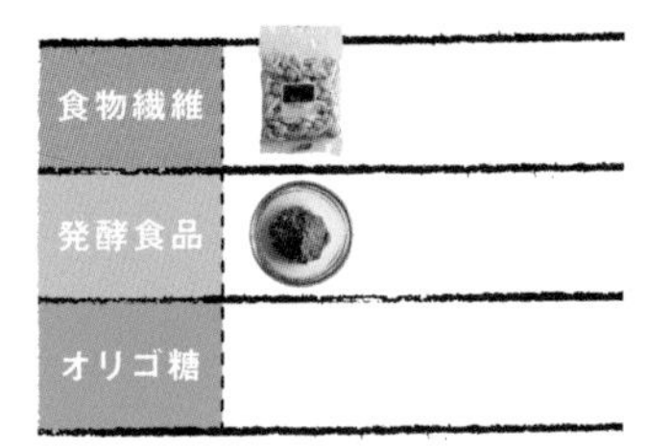

食物繊維	
発酵食品	
オリゴ糖	

材料（１人分）

A
- 味噌……小さじ１
- 水……100cc
- かつお節……小１パック（2g）
- オイスターソース……小さじ１

なめこ……１袋
ごま油……適量

作り方

① Ａを器に入れて味噌を溶かし、なめこを入れてラップをする。
② 電子レンジにかける（2〜3分）。
③ お好みでごま油を入れる。

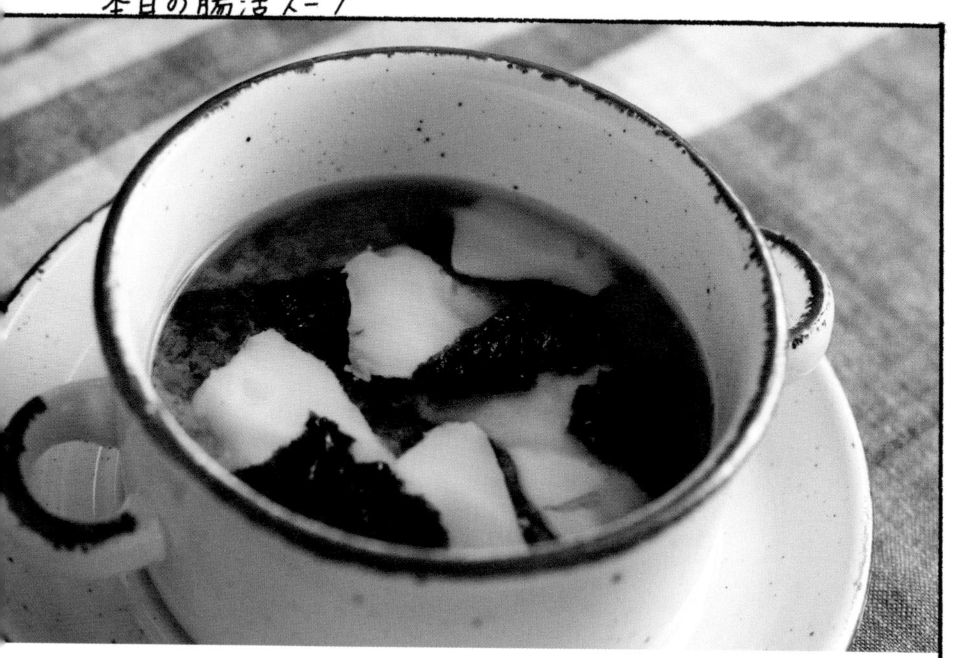

海苔チーズ味噌汁

ポットの湯を注ぐだけでも作れます。
海苔とトロリと溶けたチーズが
絡んだところが美味。

食物繊維	
発酵食品	
オリゴ糖	

材料（1人分）

A
- 水……150cc
- 味噌……大さじ1/2
- かつお節……小1パック（2g）

焼きのり（手でちぎる）……全形1/2枚
スライスチーズ（手でちぎる）……1枚

作り方

① Aを器に入れて電子レンジにかける（2分）。

② 全体を混ぜて、焼きのりとチーズを入れる。

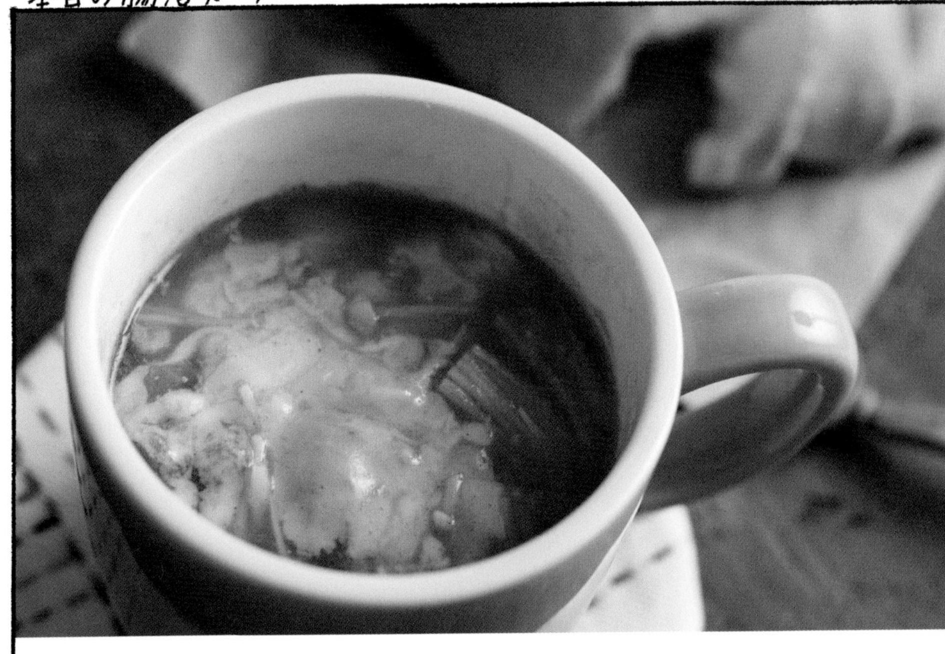

えのきトマトスープ

水を使わず、
トマトの水分だけで作るスープです。
トマト1個、生では食べられませんが、
スープならペロッといけちゃいます。

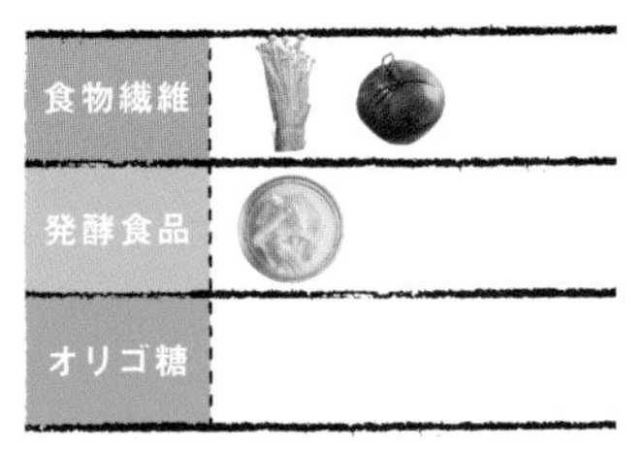

材料（1人分）

A
- えのき（ザク切り）……100g
- トマト（ザク切り）……1個
- ケチャップ……小さじ1

ピザ用チーズ……適量

醤油……適量

作り方

① Aを器に入れ、ラップをして電子レンジにかける(3分)。

② 軽く混ぜてから、ピザ用チーズを入れ、チーズが溶けるまで再び電子レンジにかける。

① 味をみて足りないようなら、醤油を入れる。

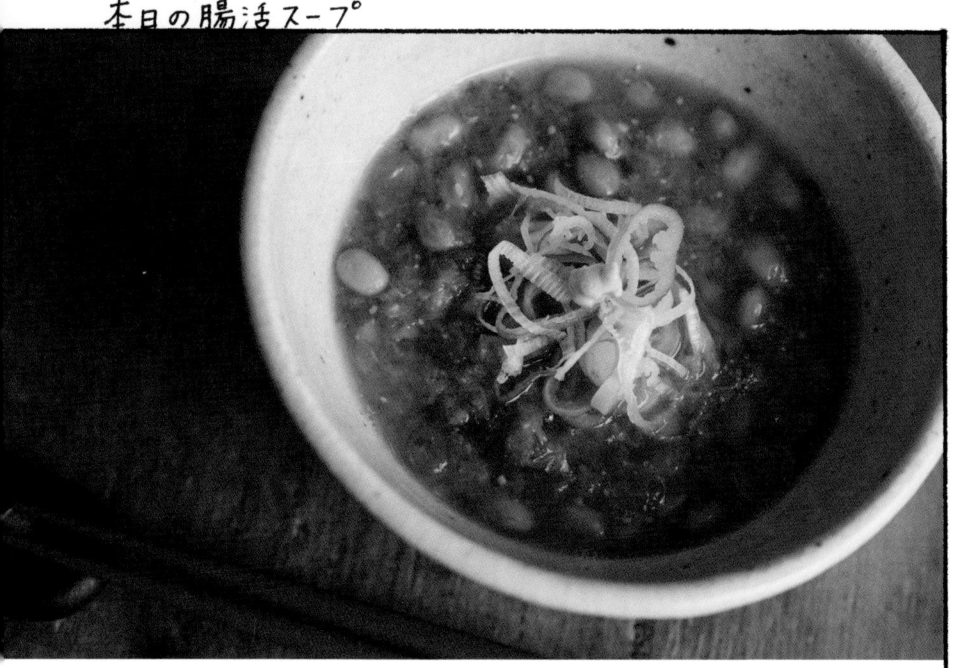

納豆汁

納豆ごはんもいいけれど、
納豆汁ならおなかも温まるのがいいですね。
たっぷりのねぎで腸活パワーをアップ。

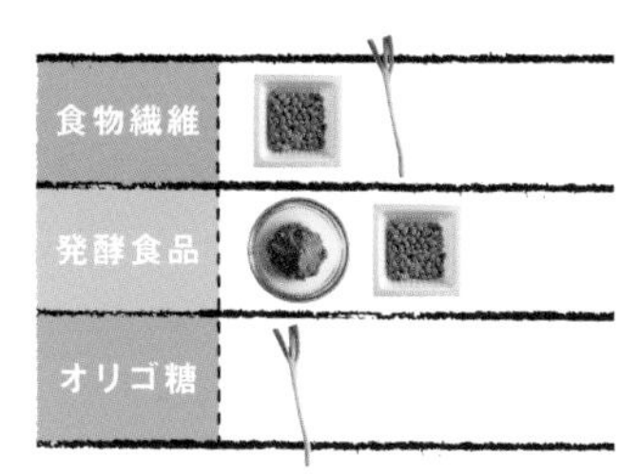

材料（1人分）

A
- 味噌……小さじ1
- 納豆*……1パック
- かつお節……小1パック（2g）
- 水……100cc

長ねぎ*（小口切り）……適量
からし……適量

作り方

① Aの納豆に添付のたれと味噌を混ぜて容器に入れ、かつお節と水も入れる。
② ラップをして電子レンジにかける（2〜3分）。
③ 長ねぎを散らし、からしを加える。

本日の腸活スープ

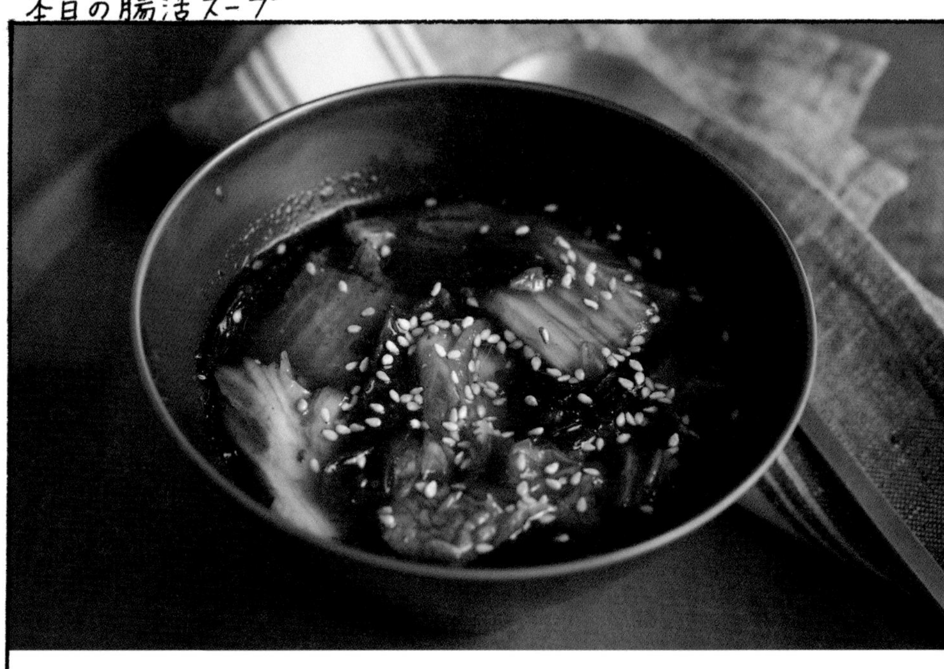

わかめキムチスープ

料理を頑張れない日も、
こんなスープがあればおなか満足。
キムチとごま油の香ばしい香りが
ごはんのお供にぴったり。

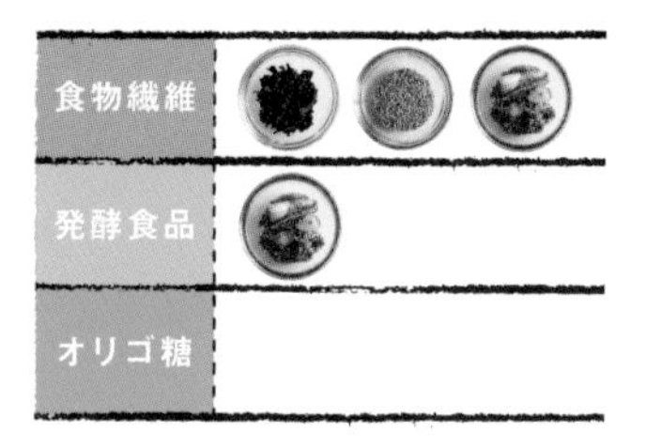

材料（1人分）

A | 水……150cc
カットわかめ……1つまみ(2g)
白菜キムチ*……50g
醤油……少々

炒りごま……適量
ごま油……適量

作り方

① Aを器に入れ、ラップをして電子レンジにかける(2〜3分)。
② 炒りごまとごま油を加える。

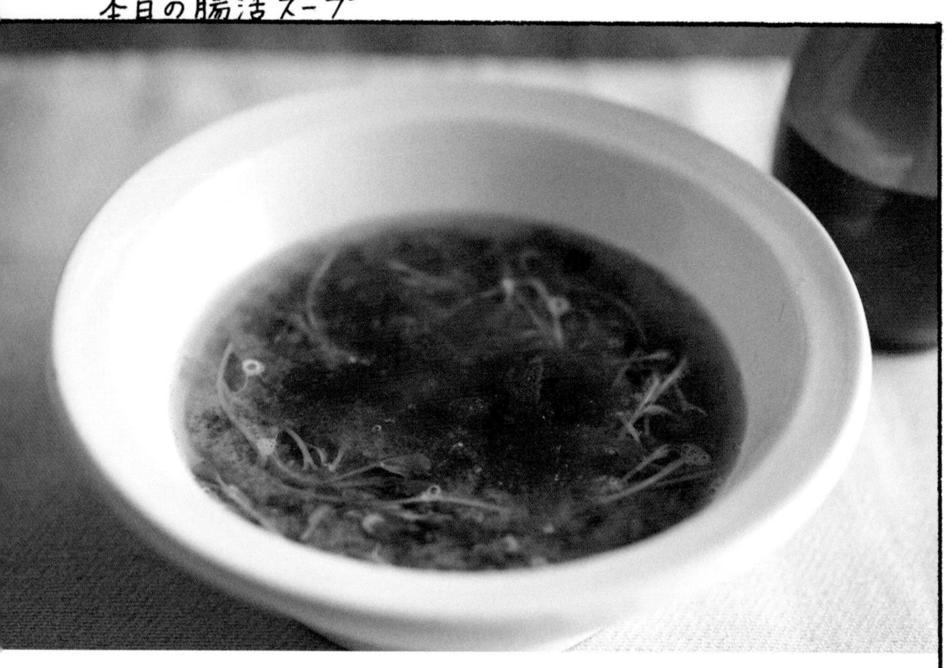

カイワレとろろ味噌汁

火が通りやすいカイワレは、
レンジ味噌汁の具にぴったりの食材。
中途半端に残ったカイワレも、
無駄なく食べ切ることができます。

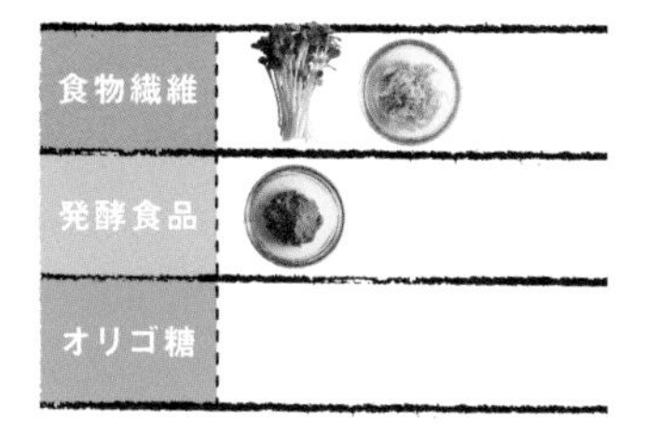

材料（1人分）

A
- 水……100cc
- かつお節……小1パック(2g)
- 味噌……大さじ1/2
- カイワレ(ザク切り)……1/2パック

とろろ昆布……適量
オリーブオイル……適量

作り方

① Aを容器に入れ、ラップをして電子レンジにかける(2分)。
② とろろ昆布を入れ、オリーブオイルを加える。

Column 6

ちょい足し腸活のすすめ

ちょっと足すだけで、腸活パワーアップ

　いつもの味噌汁やスープにちょっと足すだけで、腸活パワーがアップする食材と調味料を紹介します。

　味のアクセントになり、薄味の物足りなさをカバーしてくれるので、減塩効果も期待できます。

血行を促進し、内臓機能を高めるちょい足し

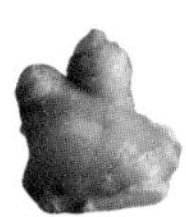

生姜

どんなスープにもよく合います。皮ごとすりおろすのがコツ。

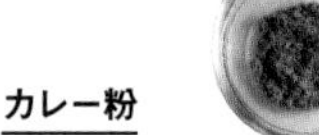

カレー粉

味噌や醤油、かつおだしともよく合います。

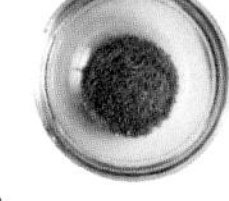

粉山椒・七味唐辛子

辛味のおかげで、薄味の物足りなさを解消してくれます。

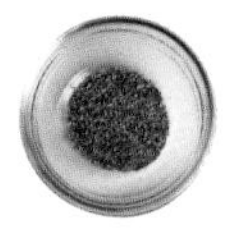

コショウ

粗びきこしょうと粉のこしょう。最後の一振りでおいしさがアップ。

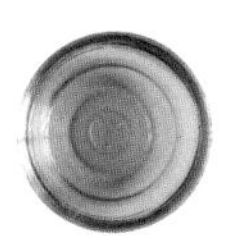

酢

うま味が引き立ち、薄味の物足りなさをカバー。うま味成分が多くまろやかな米酢がおすすめ。

食物繊維を増やすちょい足し

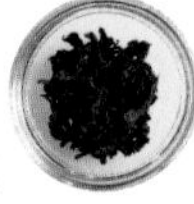

カットわかめ

そのまま入れるだけ。塩分が多いので1つまみ程度に。

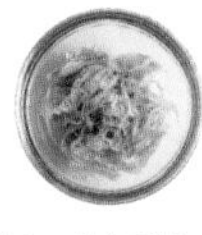

とろろ昆布

あらかじめ短くカットしておくと使いやすい。

ごま

炒りごまはちょっと指でつぶして入れると香りが立ち、消化も良くなります。

もっと知りたい腸活の話

「腸活スープ」が免疫力を高める

監修 小林メディカルクリニック東京院長 小林暁子

この章では、腸活を続けることで得られる
メリットについて詳しく解説します。
ストレス社会といわれる現代、
特に最近は長期的な自粛を余儀なくされる生活が続き、
いつも以上にストレスや不安を抱えやすく、腸内環境が悪化しやすい日常です。
そんなときこそ「腸活スープ」で心と身体の健康を手に入れましょう。
腸活パワーの秘訣、ぜひ参考にしてください。

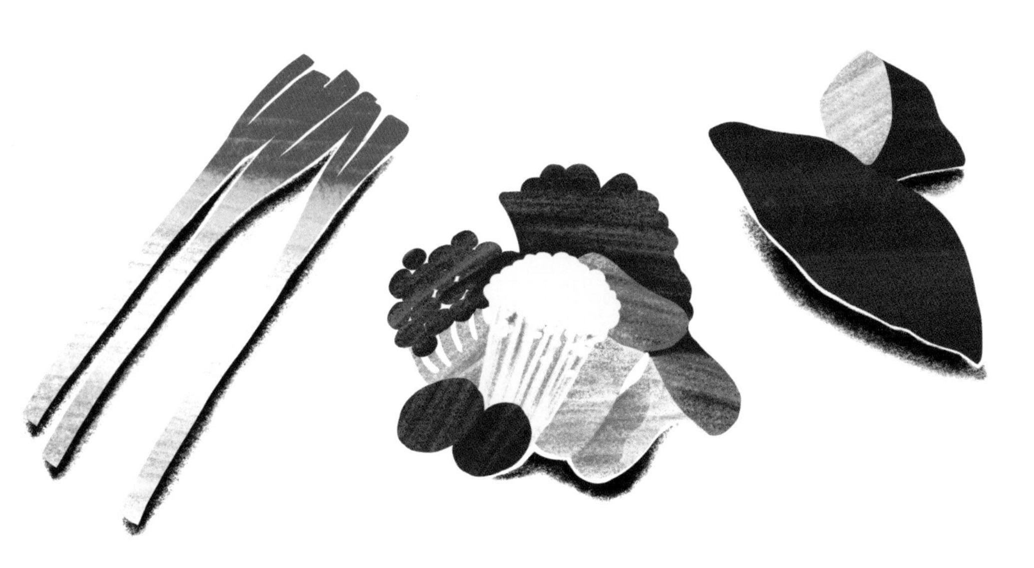

なぜ腸活をすると、免疫力が高まるの？

免疫細胞の約7割が腸に集中

私たちが食事をするとき、口から取り入れた食物は胃や腸などの消化器管を通り、肛門から便となって体外へ排出されます。このとき、口からは食べ物と一緒に病原菌やウイルス、有害な化学物質といった異物も侵入してきます。

これらの外敵は胃から分泌される胃酸だけでは防御できず、腸にはこれらの外敵を撃退するための免疫細胞が集中しています。その数は、体全体に存在する免疫細胞のおよそ7割を占めるといわれ、腸は全身の中で最大の免疫器官であるわけです。

なかでも代表的なものが小腸にある「パイエル板」という免疫組織です。病原菌やウイルスなどに感染した細胞を排除するようリンパ球に命令を出す総合司令塔としての役割を担っています。免疫力の高い状態を維持するには、腸内にあるこうした免疫組織が正しく機能することが大切なのです。

腸には善玉菌や悪玉菌、そのどちらでもない日和見菌など、およそ100兆個もの腸内細菌が存在するといわれています。

免疫力の高い状態を維持するためには、これら腸内細菌の数を増やすだけでなく、腸内細菌の多様性を持たせることが大切です。すなわち、腸内細菌のバランスを整えて、腸内環境の乱れを防ぐことが、免疫力アップにつながるのです。

腸を整えると幸福度もアップする

腸からは様々なホルモンが分泌されますが、腸内環境がよい状態になると、「セロトニン」の分泌が促進されます。セロトニンとは「幸せホルモン」とも呼ばれ、心身の安定やリラックス、幸福感をもたらす神経伝達物質です。約9割が腸で作られているため、腸内環境が悪ければ、セロトニンが不足してイライラや不安感が起きてしまいます。逆をいえば、腸内環境が整っていると、セロトニンの分泌が促されますから、精神状態が安定し、不安感やイライラを感じにくくなるのです。

また近年では、腸内環境が整っていると脳で分泌される「オキシトシン」の働きがよくなるといわれています。オキシトシンとは「愛情ホルモン」とも呼ばれ、女性の妊娠・出産時に分泌されるホルモンで、幸福感や優しい気持ちを促します。

このように、腸内環境は体が健康になるだけでなく精神面へも大きな影響を与えているのです。

体を温めるスープは“腸活”にぴったり！

内臓の機能が高まり、免疫力アップ

このように腸内環境を整えるメリットはたくさんあります。そして腸内環境を手軽に整える方法が食事です。

なかでも「食物繊維」「発酵食品」「オリゴ糖」を含む食材は、腸内で良い働きをする善玉菌を増やし、腸を活性化してくれます。これらを含む腸活食材を効率よく摂取できる方法として、スープはおすすめの食べ方です。

スープであれば、野菜や海藻類など腸活食材を一度に摂ることができ、また加熱により野菜のかさが減るので、より多くの腸活食材を摂取することができます。

もちろん生野菜やスムージーでも栄養は摂れますが、冷たい食べ物や飲み物ばかり摂取していると、胃腸が冷えて、冷え症や血行不良などを招く恐れがあります。一方で温かいスープの場合、胃腸や消化器官が温まることで、内臓の機能が向上。結果的に免疫力が高まることも考えられます。

温かいスープであれば、ストレスで胃腸が弱っている人にも、消化しやすいのでおすすめ。腸活は続けることが大切なので、スープであれば簡単で作りやすく、まいにち続けやすいのも嬉しいポイントです。野菜たっぷりでヘルシーなので、夜遅くに食べても罪悪感もありません。まいにち忙しく、食生活が乱れている人にこそ「腸活スープ」を試していただきたいものです。

「腸活スープ」の嬉しい効果

免疫力が高まる

腸内細菌のバランスが整うことで、腸に存在する免疫細胞の働きが活性化。腸のバリア機能が高まり、ウイルスや病原菌から体を守ります。

美肌になる

腸の機能が高まり、栄養がきちんと吸収されるようになると、老廃物の排出が改善。肌のターンオーバーが促進されて、美肌になる。

幸せな気持ちになれる

「幸せホルモン」と呼ばれるセロトニンの分泌が促され、ストレスを感じにくい心に。前向きな気持ちでいられるようになる。

睡眠の質がよくなる

睡眠ホルモン「メラトニン」の生成が活発になり、ストレスや不安が解消。入眠障害や中途覚醒など、睡眠トラブルの改善が期待できる。

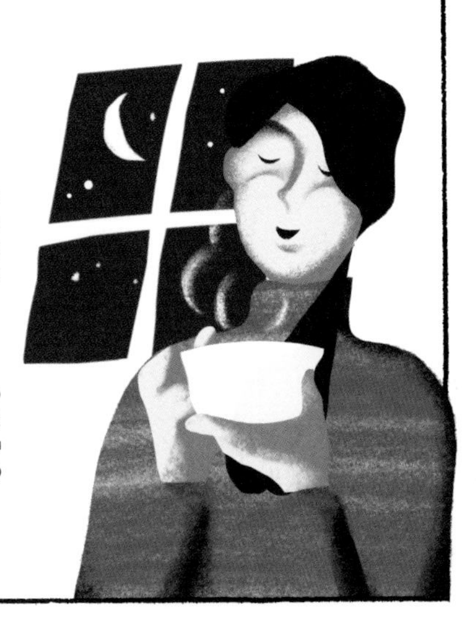

「腸活スープ」におすすめの食材

腸内環境を整えるために、善玉菌の大好物である
「食物繊維」「発酵食品」「オリゴ糖」を積極的に食べましょう。
ここでは、まいにちのスープに取り入れやすいおすすめの腸活食材を紹介します。
単独で食べるよりも、複数の食材を組み合わせて食べることで
腸活の効果がより高まります。
体に優しいスープで手軽に腸活食材を取り入れていきましょう。

便をやわらかくして体外に排出

水溶性の食物繊維

水に溶けるという性質から、ゲル状になって便をやわらかくし、腸についた老廃物を排出する。善玉菌のエサになり、数や種類を増やすという働きも。また、糖分や脂肪の吸収を抑えるため、ダイエット効果も期待できる。

- 海藻類
- 納豆
- なめこ
- オクラ
- アボカド
- ごぼう
- 人参
- さつまいも
- 切り干し大根
- かぼちゃ

腸のぜん動運動を活発にする

不溶性の食物繊維

水分を吸収して便のかさを増し、腸のぜん動運動を活発にする。また、口の中でよく噛む必要があるため、咀嚼回数が増え、満腹感を与える。有害物質を排出する働きもあることから、大腸がんの予防にもつながる。

- きのこ類
- ニラ
- こんにゃく
- ごぼう
- 切り干し大根
- さつまいも
- ブロッコリー
- オクラ
- 酒粕
- 納豆

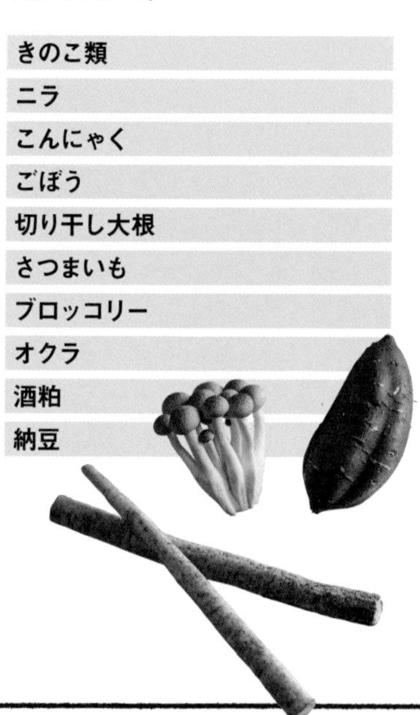

善玉菌を増やして、腸内をキレイに

発酵食品

乳酸菌などの善玉菌を含む発酵食品を摂取すると、腸内の善玉菌が活性化され、腸内環境が整う。また、免疫細胞の一種であるNK（ナチュラル・キラー）細胞を活性化させる働きもあるため、がん予防につながることも考えられる。

- 味噌
- 塩麹
- 酢
- 酒粕
- 納豆
- キムチ
- チーズ
- ヨーグルト

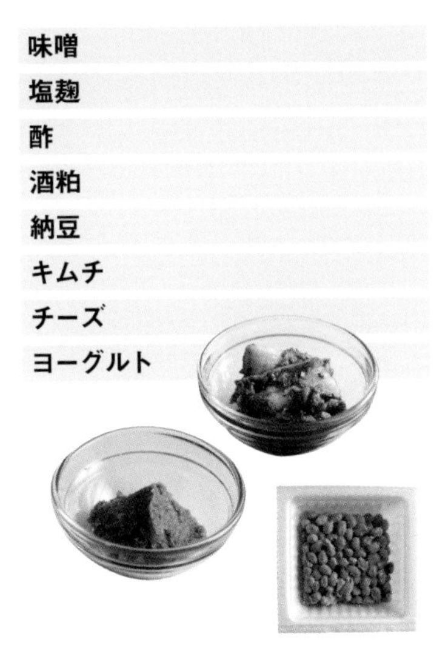

腸の中で善玉菌のエサになる

オリゴ糖

デンプンや砂糖、大豆、乳糖などが原料のオリゴ糖は、善玉菌のエサとなり、腸内の善玉菌を増やす。熱や酸に強いという性質があるため、胃酸や消化酵素で分解されることなく、腸まで届きやすい。

- とうもろこし
- キャベツ
- ねぎ類
- 玉ねぎ
- ごぼう
- ニンニク
- ブロッコリー
- 豆乳
- 牛乳

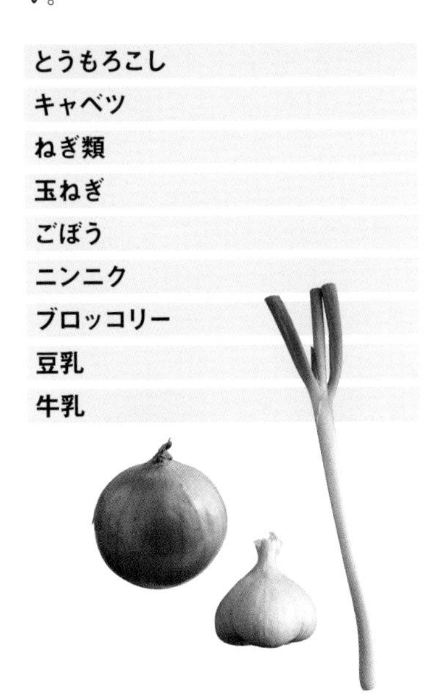

スパイス類・ハーブ類

スープに加えれば、より腸活の効果がアップ。スパイス類には抗酸化作用を持つ種類があり、ハーブ類は香りによるリラックス効果も期待できる。

カレー粉

カレー粉には、ターメリックやクミンなど数種類のスパイスが含まれ、抗酸化作用に優れ、血管や皮膚の老化を防ぐ。

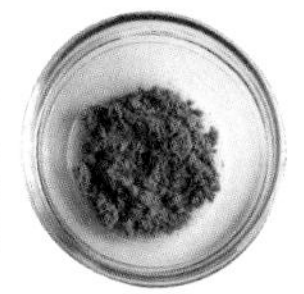

山椒

辛味成分が血流を促し、冷えを予防。胃腸の機能を高め、消化不良を改善する効果も。山椒の香りには疲れた心を癒やす働きもある。

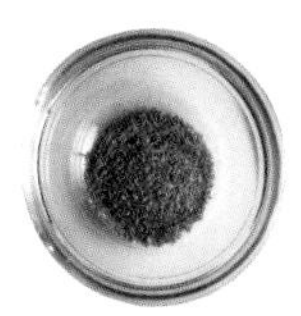

食材別さくいん

野菜
アボカド……12
青ねぎ……27、36、42、54、56、73、75、97
インゲン……39
オクラ……52、58、74
カイワレ……103
かぼちゃ……66
キャベツ……22、82
小松菜……20、43
ごぼう……40、86
じゃがいも……30、34、78、82
しょうが……12、16、30、32、41、42、46、48、50、54、55、57、64、68、74、75、88、90、97
さつまいも……32、68
セロリ……59
玉ねぎ……30、78、80、84
トマト……12、36、54、66、100
豆苗……14
大根……73、86、92
長芋……62
長ねぎ……32、38、41、46、48、50、70、86、88、90、92、101
なす……24
ニラ……16、55
ニンニク……39、42、43、55、59、80
にんじん……30、64、78、80、86
白菜……90
白菜キムチ……54、102
ブロッコリー……57、72
水菜……25
ミニトマト……59、96
もやし……27、42
冷凍コーン……18、34、52、74、96
レタス……18

きのこ類
えのき……48、100
しめじ……73、78
なめこ……98

海藻類 カットわかめ……26、41、50、102
昆布……12、14、18、20、22、24、25、27、32、34、36、38、39、40、41、42、43、48、50、52、54、56、57、58、59、68、70、72、73、74、75、80、82、84、86、90、92
とろろ昆布……103
もずく酢……97
焼きのり……99
肉類 ささみ……50
鶏手羽先……88
鶏手羽元……80
鶏ひき肉……48、57
鶏むね肉……52、59
鶏もも肉……32、39、84、92
豚肩ロース薄切り……36、38、40、43、86
豚ひき肉……30、42、90
ソーセージ……82
ハム……22、68、72
ベーコン……18、20、27、66、70、78
魚類 鮭……34、46
サバ水煮缶……41、55
ちりめんじゃこ……64
煮干し……86
大豆加工品 油揚げ……25、56、86
豆乳……66、75
豆腐……58、73、75、97
納豆……54、101
乳製品 牛乳……20、34、66、72
粉チーズ……18、72
スライスチーズ……99
ピザ用チーズ……27、64、70、100
その他 押し麦……92
糸こんにゃく……56
梅干し……62、84
切り干し大根……26、38
酒かす……36、68、78
卵……16、74
ちくわ……14、56
トマトジュース……30
トマト水煮缶……78

奥薗壽子 おくぞの としこ（料理・文）

家庭料理研究家。京都府出身。繰り返し食べても飽きない家庭料理に魅せられ、「料理は楽しくシンプルに」をモットーに、いらない手間を省いた簡単でおいしく健康にかなった料理を提唱。世の台所から喝采を浴びている。うま味を生かし、野菜や乾物を有効に使う、ゴミを出さない料理家としても人気。その簡単で質の高いレシピは、医学関係者からも高く評価され、家庭料理が健康を支える大切さを発信している。『奥薗壽子の超かんたん！［極うま］減塩レッスン』（PHP研究所）、『スープジャーのお弁当』（世界文化社）、『大人のかしこい手抜きごはん』（学研プラス）など著書多数。

奥薗壽子オフィシャルサイト
なべかまぺえじ
https://www.nabekama.jp/

監修 **小林暁子** こばやし あきこ

医療法人社団　順幸会
小林メディカルクリニック東京
理事長・院長、医学博士

順天堂大学医学部卒業後、順天堂大学総合診療科を経て、2005年にクリニックを開業。内科、皮膚科のほか、便秘外来や女性専門外来を併設。なかでも便秘外来では15万人以上の便秘患者の治療に携わり、高い実績を上げている。2020年よりオンライン診療も開始し、かかりつけ医として全身の不調に対応する。『あさイチ』、『ごごナマ』（NHK）のテレビ出演、講演、『医者が教える最高の美肌術』（アスコム）、『女性の自律神経の乱れは「腸」で整える』（PHP研究所）、『ウィルスや菌に負けない体をつくる 免疫力を上げる健美腸ルール』（講談社エディトリアル）など著書多数。

おうちで手軽に免疫力アップ！
まいにち腸活スープ

2020年11月24日　第1版第1刷発行
2024年10月29日　第1版第22刷発行

著者　奥薗壽子
監修　小林暁子
発行者　岡　修平
発行所　株式会社PHPエディターズ・グループ
〒135-0061
東京都江東区豊洲5-6-52
☎ 03-6204-2931
http://www.peg.co.jp/
発売元　株式会社PHP研究所
東京本部　〒135-8137 江東区豊洲5-6-52
普及部　☎ 03-3520-9630
京都本部　〒601-8411
京都市南区西九条北ノ内町11
PHP INTERFACE https://www.php.co.jp/
印刷・製本所　TOPPANクロレ株式会社

staff
デザイン　中村 妙（文京図案室）
撮影　三東サイ
スタイリング　山田晶子
イラスト　市村 譲
編集協力　田中掌子（P.105〜P.109）
編集　松本あおい

ISBN978-4-569-84821-1